呼吸机波形快速解读

RAPID INTERPRETATION OF VENTILATOR WAVEFORMS

中文翻译版

原书第 2 版

著者 Jonathan B. Waugh

Vijay M. Deshpande

Melissa K. Brown

Robert J. Harwood

主译 盛　炜

译审 高喜容

校对 杨福龙

科学出版社

北京

图字：01-2017-3251

内 容 简 介

呼吸机波形分析是呼吸机临床应用的难点之一，如何正确理解和分析波形，从中获取有益信息，帮助 ICU 和呼吸科医师更好地使用呼吸机，是本书的编写主旨。本书共 6 章，分别阐述了通气波形及其临床应用、压力容量环和流速容量环、常用通气模式的呼吸波形、压力控制和容量控制通气的波形监测、常见临床病症的波形表现，以及新生儿通气波形。书中提供了大量的波形图，并对其进行了仔细地分析，尽量采用图示的方法，讲述波形产生的原因，便于读者理解。

本书适合呼吸科、重症监护室及急诊科医师阅读参考。

Authorized translation from the English language edition, entitled RAPID INTERPRETATION OF VENTILATOR WAVEFORMS, 2nd Edition, by WAUGH, JONATHAN B.; DESHPANDE, VIJAY M.; BROWN, MELISSA K.; HARWOOD, ROBERT J., published by Pearson Education, Inc., publishing as Upper Saddle River, New Jersey 07458.,Copyright © 2007 by Pearson Education Inc.

CHINESE SIMPLIFIED language edition published by PEARSON EDUCATION ASIA LTD., and CHINA SCIENCE PUBLISHING & MEDIA LTD., Copyright © 2017.

本书中文简体字版由培生教育出版公司授权科学出版社合作出版，未经出版者书面许可，不得以任何形式复制或抄袭本书的任何部分。

本书封面贴有 Pearson Education（培生教育出版集团）激光防伪标签。无标签者不得销售。

图书在版编目（CIP）数据

呼吸机波形快速解读 /（美）乔纳森·B·沃（Jonathan B. Waugh）等著；盛炜主译. -- 北京：科学出版社，2017.12
书名原文：Rapid Interpretation of Ventilator Waveforms (2nd Edition)
ISBN 978-7-03-053774-4

Ⅰ.①呼…　Ⅱ.①乔…②盛…　Ⅲ.①呼吸器—波形分析　Ⅳ.① R459.6

中国版本图书馆 CIP 数据核字 (2017) 第 138780 号

责任编辑：郭　颖　郭　威　姚　磊 / 责任校对：何艳萍
责任印制：霍　兵 / 封面设计：龙　岩

科 学 出 版 社 出版
北京东黄城根北街 16 号
邮政编码：100717
http://www.sciencep.com
三河市春园印刷有限公司印刷
科学出版社发行　各地新华书店经销
*
2017 年 12 月第 一 版　开本：850×1168　1/32
2025 年 1 月第十一次印刷　印张：4 3/4
字数：156 000
定价：28.00 元
（如有印装质量问题，我社负责调换）

译者前言

在 ICU 领域，尤其是新生儿 ICU 领域，呼吸机的临床应用有诸多难点，困扰着相关科室的广大医护人员。

多年来，作为嘉和美康（北京）科技股份有限公司的技术总监，本人一直从事 Stephan 新生儿呼吸机的工程技术工作。在此期间，多次代表公司进行国内外学术交流，阅读了大量的国内外呼吸机参考资料，并有幸发现了这本集实用性、指导性与可读性为一体的不可多得的参考书。它详细介绍了各种呼吸模式的原理，并结合临床病症，充分详尽地描述了呼吸波形的变化，并给出了相应的参数设置原则。最后一部分内容所给出的病例分析练习，更是理解复杂呼吸系统变化的捷径。本书历经多次重印再版，是欧美国家相关临床医护人员和工程技术人员的优秀参考资料之一。

非常感谢湖南省儿童医院 NICU 高喜容主任提供的临床指导！此书经高喜容主任审校，加入了纯正的临床语言，能真正为广大医师所接受。在反复校对过程中，高喜容主任严谨治学的态度尤其值得钦佩与学习！

希望本书能够为广大同仁提供有效的指导与帮助，并最终有利于患者的护理和治疗。

盛 炜

2017 年 9 月

原著序言

本书介绍了呼吸机波形，是机械通气教科书的有益补充，在呼吸机参数设置过程中，可作为便携的参考资料。

第1章提供了一些清晰易读的概念性插图以助于理解。后续给出的实例性波形，即使带有一般的伪影，读者看起来也很舒服。后面的章节大部分采用了记录的真实的呼吸波形。

本书内容简单，版式较小，易于携带，是一本不错的参考资料或工具书，可在课堂上使用，也可用于临床。为增强它的简明性与可读性，本书已将描述性语言与注解压缩到最少，另外，非主流的、经验性的或使用较局限的内容，仅以简介的形式出现，略微加以提醒。

显然，若将所有临床案例的呼吸波形都列举出来是不切实际的，否则此书会变得十分笨重。本书旨在阐述呼吸波形是如何产生的，帮助从业者理解熟悉的波形与先前未见过的波形的产生原因与含义。理解波形比记住许多波形更有助于解决问题与应对异常状况，另外，也为临床医师适应将来未知的通气模式做了铺垫。

审稿人

Robert Tralongo, MBA, RRT-NPS

Respiratory Therapy Program

Molloy College

Rockville Center, New York

Heidi Story, AS, RRT, RCP

Respiratory Therapy Program

Ohlone College

Fremont, California

Stanley M. Pearson, MSEd, RRT

Respiratory Therapy Program

SIUC/School of Allied Health

Carbondale, Illinois

Susan Pilbeam, MS, RRT, FAARC

Respiratory Care Educational Consultant

St. Augustine, Florida

作为本书的补充案例研究，可在网站 www.prenhall.com/waugh 上查询复习。

原著前言

　　生活的本质就是改变。这是最初也是最重要的进步标志。随着时间的流逝，呼吸护理专业发生了明显的改变，并取得了显著的进步。作为一名早期氧疗技师，我目睹了本专业40年来的惊人变化。在20世纪60年代中期，呼吸机的气路与电路十分简单，通气模式仅有控制通气、辅助通气、辅助/控制通气三种模式。少数呼吸机配有监测与报警功能。今天，机械通气发生了革命性的变化，呼吸机由功能强大的微处理器控制，能提供多变的压力与容量控制方式，并配有不限量的报警功能。有的还包含300个潜在的故障代码，最为重要的是新一代ICU呼吸机对病情的监测更为细致了。今天，几乎市面上的每一台ICU呼吸机都能显示三种波形（压力、流速、容量）与两种环（压力容量环、流速容量环）。然而，目前所面临的窘境是：许多从业者希望能够用好这些信息，但又缺乏恰当的系统资料来解释波形的含义。

　　这本由Waugh，Deshpande，Brown和Harwood所著的书恰恰解决了这一困境。书中对呼吸波形的阐释作为呼吸护理的有益补充，备受欢迎，每个从业者都备感需要。此书为ICU呼吸机波形所呈现信息的理解与评估，提供了清晰简明的指导。作者声称："本书旨在阐述呼吸波形是如何产生的，帮助从业者理解熟悉的波形与先前未见过的波形的产生原因与含义。"这一目的已经达到了！本书图文并茂，易于理解。这是一本十分出色的教科书，适用于初学者与熟练的临床医师，也将是图书馆乐于收藏的书目。

显然，作为一名同行，我们已经走了很长的路。对今天的呼吸治疗师来讲，理解本书信息十分重要。我很难想象：若能将此书带回 20 世纪 60 年代或 70 年代，那将是怎样一番情景！

Robert M. Kacmarek, Ph.D., RRT, FAARC

Professor of Anesthesiology, Harvard Medical School

Director, Respiratory Care

Massachusetts General Hospital

Boston, Massachusetts

目　录

第 1 章

通气波形和临床应用

一、基 础 概 念

有四个基本的参数能够完整地描述机械通气的过程：压力、容量、流速和时间。

这些参数均两两配对，形成不同的图形，用于反映病理变化产生的影响。

任意两个参数互为横纵坐标，构成不同图形，图形的变化反映了患者病理学的改变。

通常有三种波形，即流速时间波形、容量时间波形和压力时间波形，经常用于临床判断参考。当肺功能发生一定的变化，其他波形，如流速容量（F-V）环和压力容量（P-V）环，能够提供直观的参考信息。

下面的临床病例将作为呼吸机设置变化或肺功能变化的基准和参考点，也就是说本章节的所有讨论均围绕着下面的临床病例进行。

为了初始参数的连贯性，以下病例将作为呼吸机设置的变化与患者肺功能变化的基准与参考点。

以下病例告诉读者，呼吸机是如何根据设置参数和计算结果来描记呼吸曲线的，并且清晰地说明了呼吸模式改变时的影响，这些影响显示为以时间为横轴描记的压力、容量或流速曲线的变化。

某开胸手术患者在手术后使用容量控制模式进行通气，呼吸机设置如下：

潮气量（V_T）	750 ml
呼吸频率（f）	15/min
吸气流速（$\dot{V}$）	30 L/min
气道阻力（R_{aw}）	10 $cmH_2O/(L \cdot s)$
呼吸系统顺应性（C_{RS}）	0.05 L/cmH_2O
通气模式	控制模式

二、呼吸机设置改变对波形的影响

改变呼吸机的设置能够对所显示呼吸波形产生可预计的影响。同样，患者肺物理特性的变化，如气道阻力和呼吸系统顺应性的变化，可通过呼吸波形的特征变化进行识别。图1-1—图1-3显示了呼吸机参数设置变化对波形的影响。

参考图1-1A和图1-1B时，请注意观察仅仅改变呼吸频率对呼吸循环时间（T_C）产生的影响；图1-2A和图1-2B显示了吸气流速的变化对吸气时间（T_I）和呼气时间（T_E）的影响；图1-3则显示了气道阻力增加对呼吸气道压（P_{TA}）和吸气峰压（PIP）产生的影响；图1-4则表述了呼吸系统顺应性（C_{RS}）降低对肺泡压和吸气峰压（PIP）产生的影响。

（一）呼吸循环时间和呼吸频率的相互作用

呼吸循环时间完全由设置的呼吸频率决定，图1-1显示了呼吸频率改变时，流速时间波形发生的变化。

最初的设置是：$V_T = 750$ ml，$f = 15/min$，$\dot{V} = 30$ L/min，呼吸循环时间（T_C）是可以计算出来的：

$$T_C = \frac{60 \text{ s/min}}{f} = \frac{60 \text{ s/min}}{15/min} = 4 \text{ s}$$

呼吸循环时间中包含吸气和呼气的时间，吸气时间可以由设置潮气量和吸气流速两个参数计算得出。在这个例子中，吸气时间是1.5 s，剩下的2.5 s即为呼气时间。

如图1-1A所示，如果呼吸频率增加到20/min，呼吸循环时间则降低到3 s，潮气量和流速不变时，吸气时间仍为1.5 s，呼气时间则降低为1.5 s。

$$T_C = \frac{60 \text{ s/min}}{f} = \frac{60 \text{ s/min}}{20/min} = 3 \text{ s}$$

参见图1-1B，呼吸频率从15/min降低到12/min，呼吸循环时间从4 s增加到5 s。

$$T_C = \frac{60 \text{ s/min}}{f} = \frac{60 \text{ s/min}}{12/min} = 5 \text{ s}$$

在这种情况下，因为潮气量和流速均未变化，吸气时间维持不变，呼气时间则由2.5 s增加到3.5 s（$T_E = T_C - T_I = 5 \text{ s} - 1.5 \text{ s} = 3.5 \text{ s}$）。

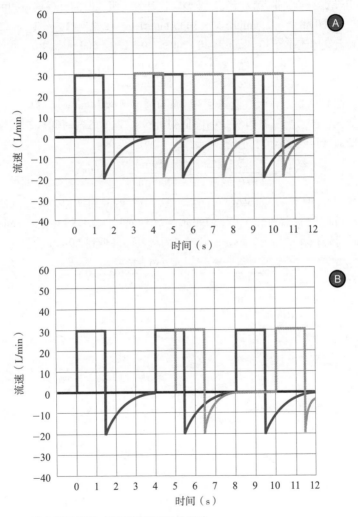

图 1-1　改变呼吸频率对呼吸循环时间的影响
　　A. 显示频率增加；B. 显示频率降低

（二）气体流速对吸气时间和呼气时间的影响

增加吸气流速（图1-2）将会减少吸气时间并且延长呼气时间，相反，如果吸气流速降低，吸气时间将会延长，而呼气时间缩短。

用设置的潮气量除以吸气流速就可以计算出吸气时间。根据最初的设置，$V_T = 750$ ml，$f = 15$ /min，$\dot{V} = 30$ L/min，$T_C = 4$ s，$T_I = 1.5$ s，$T_E = 2.5$ s，其中吸入气体流速 = 30 L/min = 30 L/60 s = 0.5 L/s = 500 ml/s。

$$T_I = \frac{潮气量}{吸气流速} = \frac{750 \text{ ml}}{500 \text{ ml/s}} = 1.5 \text{ s}$$

如图1-2A所示，吸气流速从30 L/min增加到60 L/min，流速时间波形发生变化。注意吸气时间从1.5 s降低到0.75 s，此时呼气时间从2.5 s增加到3.25 s。但呼吸循环时间仍是4 s。

$$T_I = \frac{潮气量}{吸气流速} = \frac{750 \text{ ml}}{1000 \text{ ml/s}} = 0.75 \text{ s}$$

如图1-2B所示，如果吸气流速降低，吸气时间则增加。吸气流速从30 L/min降低到22.5 L/min（22.5 L/min = 22.5 L/60 s = 0.375 L/s = 375 ml/s），吸气时间从1.5 s增加到2.0 s，而呼气时间从2.5 s降低到2.0 s。

$$T_I = \frac{潮气量}{吸气流速} = \frac{750 \text{ ml}}{375 \text{ ml/s}} = 2.0 \text{ s}$$

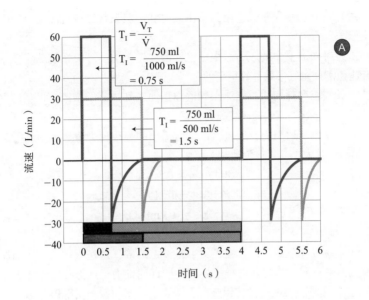

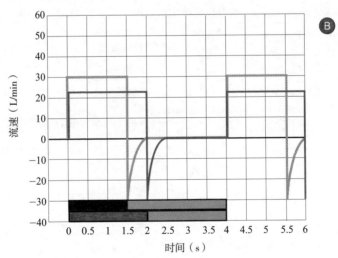

图 1-2 吸气流速的改变对吸气时间和呼气时间产生的影响

（三）气道阻力和顺应性的影响

图1-3和图1-4显示气道阻力水平改变和呼吸系统顺应性降低对压力时间波形产生的影响。

压力时间波形中的压力是根据已知的气道阻力、呼吸系统顺应性、吸气流速和潮气量等参数计算得出的。

在吸气相和呼气相，气体在气道内运动，气体分子摩擦并相互作用而产生阻力，导致气道两端产生压力差。

气流克服气道阻力，通过气道，所需要的最少压力值，即为呼吸气道压（P_{TA}），其大小与气体流速相关。

$$30 \text{ L/min} = 0.5 \text{ L/s}$$

$$P_{TA} = 流速 \times 气道阻力$$

$$= 0.5 \text{ L/s} \times 10 \text{ cmH}_2O \cdot s/L$$

$$= 5 \text{ cmH}_2O$$

气体通过呼吸道后，呼吸机为了将设定的潮气量送入肺内，需施加更多的压力来克服肺泡将气体推出肺部的弹性回缩力，这部分压力称为肺泡压（P_A）。在呼吸机上通常使用吸气保持或平台压的方法获得 P_A 的数值，所以 P_A 又称为平台压（$P_{PLATEAU}$）或静态压（P_{STATIC}），是由潮气量和呼吸系统顺应性计算得出。

$$P_{PLATEAU} = P_A = \frac{潮气量}{呼吸系统顺应性}$$

因为潮气量设置为 $V_T = 750 \text{ ml}$，$C_{RS} = 0.05 \text{ L/cmH}_2O = 50 \text{ ml/cmH}_2O$：

$$P_{PLATEAU} = P_A = \frac{750 \text{ ml}}{50 \text{ ml/cmH}_2O} = 15 \text{ cmH}_2O$$

得出了两个压力，P_{TA} 和 $P_{PLATEAU}$ 的值，则可以进一步计算得到PIP：

$$PIP = P_{TA} + P_{PLATEAU}$$

$$= 5 \text{ cmH}_2O + 15 \text{ cmH}_2O$$

$$= 20 \text{ cmH}_2O$$

图1-3显示了气道阻力的增加对压力时间波形产生的影响。气道阻力增加，用于克服气道阻力的压力就会增加，即PIP增加。在初始数据中，$P_{TA} = 5 \text{ cmH}_2O$，$P_A = 15 \text{ cmH}_2O$，$PIP = 20 \text{ cmH}_2O$。如果发生因气道分泌物、支气管痉挛或其他任何原因所导致的气道阻塞，在气道阻力上升1倍的情况下，即 P_{TA} 增至 10 cmH_2O 时，PIP增至 25 cmH_2O。

　　图1-4显示：呼吸系统顺应性下降，静态压或平台压增加，并导致PIP升高。如果呼吸系统顺应性下降50%（降至25 ml/cmH₂O），P_PLATEAU将增加至30 cmH₂O，PIP增加到35 cmH₂O。

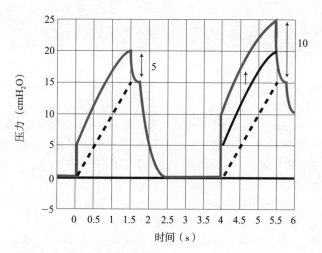

图1-3　气道阻力增加导致压力波形发生变化

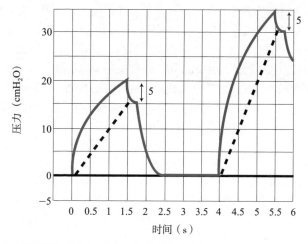

图1-4　呼吸系统顺应性降低导致压力波形发生变化

三、通气波形

在查看通气波形时，一次机械通气可以分为六个阶段（图1-5）：

A.吸气相开始

B.吸气相

C.吸气相结束

D.呼气相开始

E.呼气相

F.呼气相结束

A.吸气相的开始取决于呼吸机的触发机制。在控制模式或在呼吸机进行某种后备通气时，呼吸机按照预先设置好的时间间隔开始机械通气，称为时间触发通气方式。在辅助通气或同步间歇指令通气模式下，机械通气是由患者的吸气努力触发的，称为患者触发通气方式。

B.在吸气相，气体流速、通气容量和吸气压力水平取决于多种可变因素，如气道阻力、肺顺应性、气流波类型和大小及呼吸机送出的潮气量等。

C.医生按照不同的呼吸切换方式，设置决定吸气相结束的关键参数。呼吸切换方式包括容量切换、压力切换、时间切换和流速切换。

D.一般情况下，在机械通气过程中，当吸气相结束时，呼吸机打开呼气阀，即为呼气相开始。然而，在某些特殊情况下，如吸气暂停或吸气保持功能打开时，呼气阀即使是在吸气气流已经停止的情况下，仍保持关闭，将呼吸机送出的潮气量滞留在肺内以获得静态压或平台压数值。呼气阀打开时，呼气相即开始。此种情况在后文还将进一步描述。

E.呼气相中，气体呼出是被动的过程，呼出气体的气流物理特性由气道阻力、人工气道阻力和肺的弹性回缩力（肺顺应性）等因素决定。

F.下一个呼吸循环的开始（呼气相结束）。

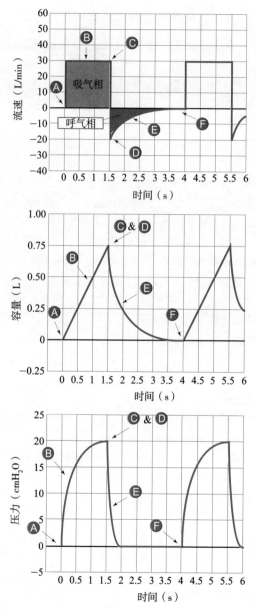

图 1-5　呼吸循环的六个阶段

四、通气模式和对应的通气波形

图1-6—图1-11分别显示了六种常用的机械通气模式所对应的波形曲线。每一波形均以两种方式显示：一种是根据病例所给参数值，人工描记的理想化的波形；另一种是呼吸机显示的真实的波形。这两种波形相互对照参考，以便读者了解实际波形和书中所描绘波形的异同点。

（一）控制通气模式

无论患者有无自主呼吸，呼吸机均按照设定的频率强制为患者通气，完全取代患者的自主呼吸，患者无法触发吸气或切换呼气。

a.在每幅波形图中，吸气时间和呼气时间分别对应吸气相和呼气相。

b.横轴以下的曲线描记仅见于流速时间波形的呼气相。因为流速传感器不仅测量吸气流速（Y轴正向描记），也测量呼气流速（Y轴负向描记）。

c.流速曲线为方形，反映了该通气模式特性：流速恒定。

d.流速恒定时，容量曲线以线性递增的方式直至目标容量值。

e.压力曲线中最初对应的5 cmH_2O，用于克服呼吸道阻力（P_{TA}），即气体通过呼吸道所需要的压力。在此压力水平之上，压力的递增方式受到肺顺应性与潮气量的影响。在快要达到所设置的潮气量时，送入肺内的潮气量几乎将肺完全充盈，因此压力曲线变得平坦。

f.吸气相结束时（1.5 s），停止送气，设置的潮气量已经全部送入肺内，此时的压力值为吸气峰压（PIP）。

● 流速时间波形

回服图1-6A，吸气相开始时，呼吸机送出持续恒定的气流，在流速时间波形上描记为方波。吸气流速瞬间到达最大流速30 L/min，并保持1.5 s（$T_I = V_T/flow$），随后吸气流速降低到零，呼气相开始。呼气相的反向气流经流速传感器探测，描记为Y轴负向波形，在呼气相开始瞬间就达到最大流速，并逐渐降低至零点，达到呼吸循环时间（4 s），下一个呼吸循环才开始。

● 容量时间波形

根据流速时间波形，呼吸机自动计算并描记出容量时间波形（图1-6B）。吸气流速是恒定的，所以容量时间波形描记为线性递增曲线。吸入潮气量达到预设值750 ml时，停止送气，肺内容量停止增加。随后呼气阀打开，呼出潮气量逐渐降低到零，达到呼吸循环时间，呼吸机即开始进入下一个呼吸循环。

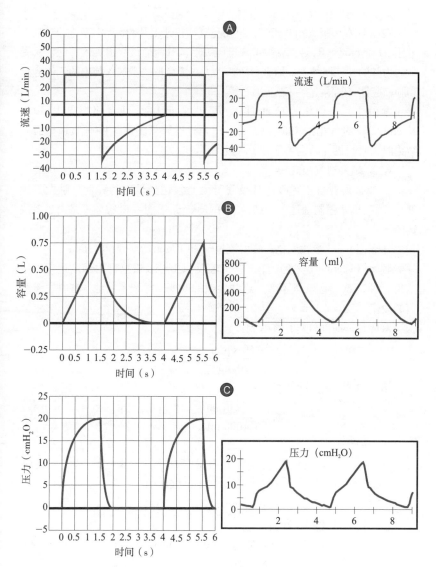

图 1-6 容量控制通气模式

● **压力时间波形**

在图1-6C中吸气相开始时，最初呈直线快速上升的5 cmH$_2$O，即呼吸气道压（P$_{TA}$=plow×R$_{AW}$）。克服了气道阻力后，气流通过气道进入肺泡，所受阻力为肺的弹性回缩力，即平台压，其大小完全取决于送入肺内的气体容量和肺顺应性（P$_{PLATEAU}$ = V$_T$/C$_{RS}$）。

本例中，平台压为15 cmH$_2$O，P$_{TA}$为5 cmH$_2$O，两者相加得出PIP为20 cmH$_2$O。吸气相结束时（1.5 s），压力迅速降低到零。4 s呼吸循环时间结束时，呼吸机开始进入下一个呼吸循环。

（二）**辅助通气模式**

患者必须有自主呼吸，且吸气努力必须达到设定的程度（触发灵敏度），呼吸机才强制性送气，切换至呼气状态，显然，呼吸频率是由患者决定的。

注意图1-7的参数变化。吸气流速从30 L/min增加到60 L/min（1 L/s），呼吸频率（12/min）发生改变，患者触发但由呼吸机执行的辅助通气次数是每分钟20次，潮气量不变。这些参数的改变，导致了其他一些推算参数值的改变。

呼吸循环时间（T$_C$）降低到：

$$\frac{60 \text{ s/min}}{20/\text{min}} = 3 \text{ s}$$

吸气时间（T$_I$）降低到：

$$T_I = \frac{750 \text{ ml}}{1000 \text{ ml/s}} = 0.75 \text{ s}$$

P$_{TA}$升高到：

$$P_{TA} = 流速 \times 气道阻力$$
$$= 1 \text{ L/s} \times 10 \text{ cmH}_2\text{O} \cdot \text{s/L}$$
$$= 10 \text{ cmH}_2\text{O}$$

P$_{TA}$升高，PIP相应升高。

$$PIP = P_{TA} + P_A = 10 \text{ cmH}_2\text{O} + 15 \text{ cmH}_2\text{O}$$
$$= 25 \text{ cmH}_2\text{O}$$

综上所述，在潮气量不变的情况下：

a.在吸气流速增加时，吸气时间缩短，即允许患者最高执行每分钟20次的呼吸频率。吸气流速在吸气相开始时，瞬间达到60 L/min，并保持0.75 s。

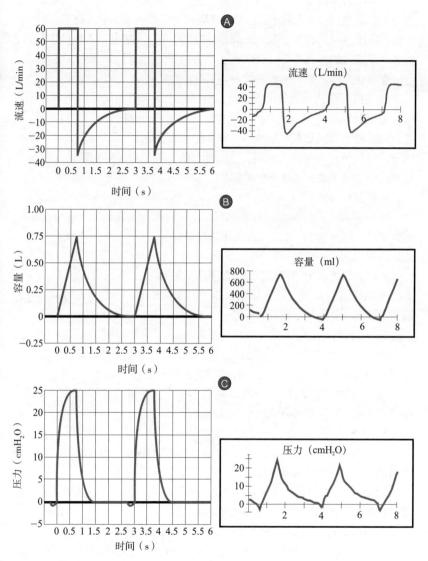

图 1-7　容量控制的辅助通气模式

b.在压力时间波形的吸气相开始之前，压力波形有一个微小的负向压力描记，这个负向压力是患者的自主呼吸努力，并触发了辅助通气。

c.在压力时间波形最初10 cmH$_2$O的压力上升，是用于克服气道阻力，并将气流送入肺部所需要的基础压力。最终，PIP达到了25 cmH$_2$O。

● **流速时间波形**

观察图1-7A。流速时间波形与控制通气中的流速时间波形相似，呼吸机在整个吸气相送出持续的恒定流速的气体，在流速时间波形上描记为方波。此时吸气流速已经增加到60 L/min，吸气时间持续0.75 s。达到预设潮气量，吸气流速迅速降低到零，进入呼气相。呼气相的开始瞬间，呼气流速到达最大值，随后逐渐降低至零点。

● **容量时间波形**

与控制通气中的容量时间波形相似，由于吸气流速恒定，容量随时间线性递增（图1-7B），直至达到预设值750 ml。进入呼气相，容量时间波形逐渐回归零点。呼吸循环时间到达时，进入下一个呼吸循环。

● **压力时间波形，与控制通气的有明显区别**

注意图1-7C。吸气相开始前，压力时间波形有一个微小的负向描记，表示吸气过程是由患者触发开始的。

吸气相最初增加的10 cmH$_2$O称为P$_{TA}$，用于克服呼吸道阻力，将气流送入肺部。由于肺顺应性和设置的潮气量值均未改变，因此肺泡压也没有改变，仍为15 cmH$_2$O。两者相加，吸气相的PIP值为25 cmH$_2$O。

潮气量达到预设值750 ml时，吸气相结束（容量切换），呼气阀打开，呼气相开始，压力曲线迅速回归零点。

（三）SIMV

间歇指令通气（IMV）：呼吸机按设定的频率强制给患者通气，在两次强制通气之间允许患者自主呼吸，但存在人机对抗的缺陷。

同步间歇指令通气（SIMV）在IMV的基础上，引入"触发时间窗"的设计，改善了强制通气与自主呼吸间的同步性。

上例中，每分钟20次的辅助通气将会导致患者过度通气，所以决定将之改为SIMV模式，机械通气频率设置为12/min。这种改变让总的呼吸次数增加为36/min，即在每两次相邻的机械通气之间，患者进行两次自主呼吸，每次自主呼吸的潮气量均为150 ml。

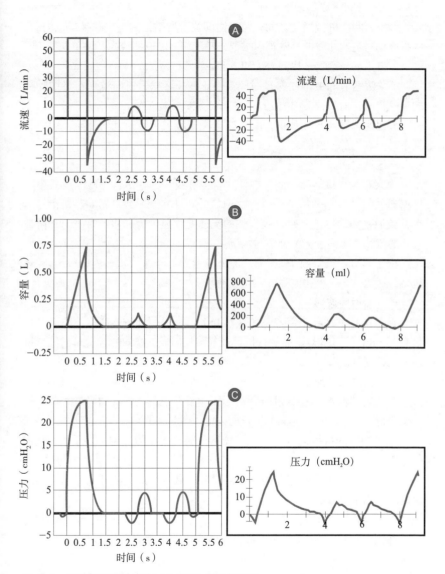

图 1-8　同步间歇指令通气（SIMV）的通气波形

请注意图1-8中的如下特征：

a.相邻两次机械通气之间，流速时间波形所描记的自主呼吸是正向的，即吸气相时流速曲线向Y轴正向描记，呼气相对流速曲线向Y轴负向描记。

b.自主呼吸潮气量达到150 ml。

c.与流速时间波形和容量时间波形正相反，压力时间波形在自主呼吸的吸气相时，向Y轴负向描记，而在呼气相时，向Y轴正向描记。

d.在这三种波形曲线中，每一次自主呼吸或机械通气的开始、切换和结束时间点均是一致的。

● **流速时间波形**

观察在两次机械通气间存在两次自主呼吸（图1-8A）。SIMV模式中的机械通气特性与辅助通气中每一次通气的特性完全一致（图1-7）。相邻两次机械通气间的自主呼吸，吸气相的流速变化显示为Y轴正向描记，而呼气相的流速变化显示为Y轴负向描记。

由于SIMV模式下的机械通气频率设置为每分钟12次，因此每5 s呼吸机就会送出一次机械强制通气或指令通气。

● **容量时间波形**

在每次自主呼吸中，容量曲线在150 ml标尺处到达最高点，即潮气量仅有150 ml（图1-8B），显然，机械通气与控制通气模式的容量时间波形特性完全相同（图1-7）。

● **压力时间波形**

与流速时间波形和容量时间波形正相反，在自主呼吸的吸气相向Y轴负向描记，而在呼气相，向Y轴正向描记（图1-8C）。

患者触发的机械通气也会在机械通气吸气相波形开始前显示微小的Y轴负向描记。

在这三种波形曲线中，每一次自主呼吸或机械通气的开始，切换和结束时间点均是一致的。

（四）SIMV + PSV

在图1-9可见，由于自主呼吸潮气量太小，患者需要多次呼吸努力才能获得足够的潮气量。

呼吸机仅在每次自主呼吸的吸气相加10 cmH$_2$O的压力支持，能显著增加自主呼吸潮气量，从150 ml增加到350 ml，而患者总的呼吸频率从每分钟36次减少到24次，即每两次相邻的指令通气之间，只有一次自主呼吸。

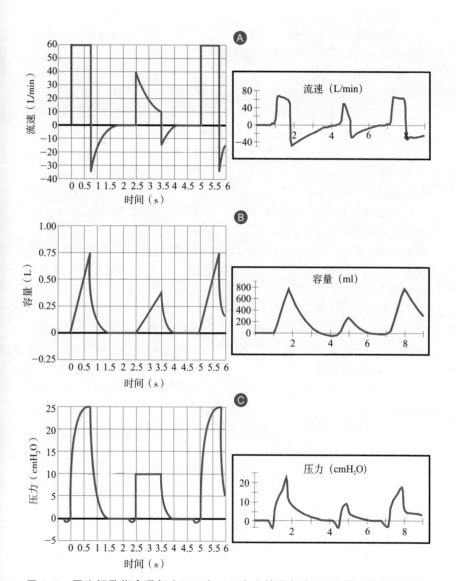

图 1-9 同步间歇指令通气（SIMV）+ 压力支持通气（PSV）模式的机械通气波形

请注意图1-9中的如下特征：

a.在流速时间波形中，压力支持的自主呼吸显示为流速递减的波形，在吸气流速降低到一定水平时，吸气相结束（流速切换）。

b.从容量时间波形上可以看出，压力支持的自主呼吸达到350 ml的潮气量。

c.压力支持的自主呼吸就是在整个自主呼吸的吸气相按照预设值（在这个例子中是10 cmH$_2$O）维持恒定的起支持作用的压力水平。在呼气相时，此支持压力归零。另外，请注意：在压力时间波形上，所有患者触发的指令通气均在吸气相开始之前有微小的压力曲线负向波动，显示患者的触发过程。

● 流速时间波形

可见两个相邻的指令通气之间有一次压力支持的自主呼吸（图1-9A），其最大的特点是吸气流量的变化方式。在吸气相，吸气流速瞬间达到最大，随后逐渐下降（递减波形），在吸气流速降低到预设值时（通常为最大流速的25%），由吸气相切换至呼气相，因此压力支持通气（PSV）被定义为流速切换的通气方式。

● 容量时间波形

自主呼吸的潮气量从150 ml增加到350 ml，患者的自主呼吸频率降低了（图1-9B）。现在，在每两次相邻的指令通气之间，患者只进行一次自主呼吸。

● 压力时间波形

请注意：在整个吸气相，呼吸机维持压力水平在10 cmH$_2$O（图1-9C）。另外，无论是压力支持的自主呼吸还是指令通气，在吸气相开始之前，均可见患者触发的显著标志——微小的压力曲线负向波动。

（五）SIMV + PSV + CPAP

注意图1-10中的参数变化。如果通过血气分析发现，患者的机械通气情况尚可，但其血液氧合状况并不理想。如当F$_I$O$_2$设为0.9时，PaO$_2$的水平仅有43 mmHg，因此，决定启动持续气道正压通气（CPAP）模式来改善氧合状况。

自主呼吸时，如果压力基线大于0，就认为是在进行CPAP。机械通气时，高于0的压力基线则定义为呼气末气道正压（PEEP）。通常这两种情况都可称为CPAP。

逐渐升高CPAP水平，并使用血氧仪监测SpO$_2$，通过此方法来判断CPAP是否合适。本例中，当CPAP水平增加到15 cmH$_2$O时，SpO$_2$值增加到90%。

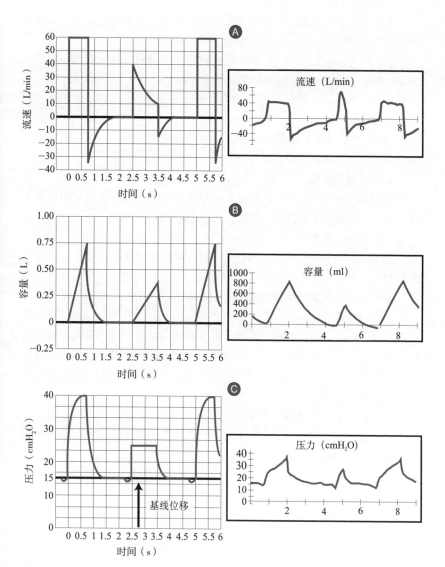

图 1-10 SIMV + PSV + CPAP

请注意图1-10中的如下特征：

a.开始启动CPAP后，压力时间波形的基线就增加到15 cmH$_2$O。基线的增加直接导致PIP水平从25 cmH$_2$O增加到40 cmH$_2$O。

b.在呼气相终末，气道压力降低到新的压力基线15 cmH$_2$O，而不是0。

c.在流速时间波形和容量时间波形上，启动CPAP，对基线水平没有任何影响。

● **流速时间波形**

启动CPAP（图1-10A），对流速波形没有任何影响，与图1-9A的波形完全相同，对基线水平没有任何影响。

● **容量时间波形**

启动CPAP（图1-10B），对容量波形没有任何影响，与图1-9B的波形完全相同，对基线水平没有任何影响。

● **压力时间波形**

压力基线从零提高到15 cmH$_2$O（图1-10C），导致PIP水平从25 cmH$_2$O提高到40 cmH$_2$O。

在呼气末，气道压力降低到新的压力基线15 cmH$_2$O，而不是0。

（六）PCV

注意图1-11中的参数改变。假设患者的情况持续恶化，PIP逐渐增加到55 cmH$_2$O。于是，决定将通气方式由容量控制变为压力控制，并给予患者镇静药。

呼吸机设置：压力控制通气（PCV），压力为30 cmH$_2$O，呼吸频率为15/min，吸气时间为1.5 s，后备吸气频率为12/min。

请注意图1-11中的如下特征：

a.只有当预设的吸气时间（在本例中是1.5 s）到达时，呼吸机才会结束吸气相，并开始呼气相。

b.在流速时间波形上可见，在吸气时间结束之前，吸气流速就已经到达零点。在整个吸气相过程中，压力始终维持预设的压力值。

● **流速时间波形**

吸气相和呼气相的相互转换均由时间控制（图1-11A），吸气流速在整个吸气相逐渐降低，可能在吸气相结束时，也可能在结束之前到达零点。

● **容量时间波形**

送入肺内的潮气量由肺物理特性所决定（图1-11B），吸气相结束时，容量递送即结束。

● **压力时间波形**

由于未加 PEEP，在呼气相结束时压力回归零点（图 1-11C）。
在整个吸气相（1.5 s），压力始终维持在预设的压力值 30 cmH$_2$O。

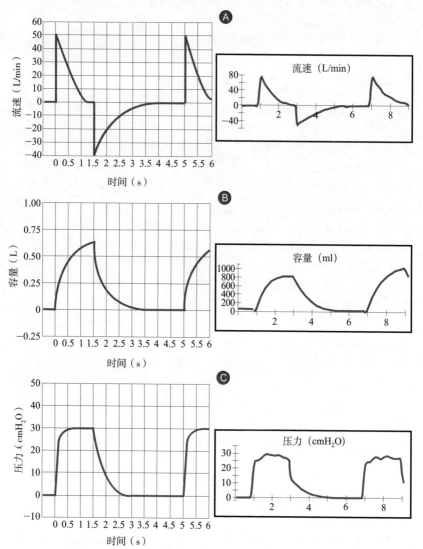

图 1-11 压力控制通气（PCV）

第 2 章
压力容量环和流速容量环

一、肺总顺应性

在上一章大家熟悉了压力、流速、容量时间波形。本章将进一步研究的主题是压力容量（P-V）环和流速容量（F-V 或 $\dot{V}$-V）环。在查看相关参数的时间曲线时，既能观测数值，也可观察波形形状，但呼吸环就没那么容易解释和读懂了。实际上，呼吸环是吸气波形和呼气波形连接在一起形成的图形，并没有任何关于时间概念的表示。

如果对呼吸环的常规形状、数值或规律有所了解，在观察和解释压力容量环和流速容量环时，将会大有帮助。同时必须将各轴向的标尺进行恰当的设置，才能将呼吸环正确显示并加以分析。例如，在观察压力容量环时，通过观察呼吸环的斜率或最高点，能够非常迅速地判定肺动态顺应性是否正常。肺顺应性正常的情况下，呼吸环的斜率一般约为45°。肺动态顺应性的正常范围为50～80 ml/cmH$_2$O，因此，须调整压力容量环的各轴向显示标尺，使中值65 ml/cmH$_2$O显示在45°倾角上。某些情况下，操作者可不必遵守上述所谓的传统设置方式，而是将各轴向显示标尺按照最大可能显示呼吸环细节的方式进行调节，并对其进行更加仔细的观察和分析。随后，再将标尺按照传统方式进行调节，从而方便快捷地监控患者的状况。

大部分读者可能对流速容量环在肺功能仪上的应用更加熟悉。习惯上，流速容量环的吸气部分在横轴下方，呼气部分在横轴上方。您也可能见到的正好与之相反，这是由所选择的呼吸机品牌所决定的。因此，需要特别注意。

另外，对呼吸机的精细调节，若以呼吸波形作为重要指导原则，较好的方法是使用增量调节法。例如，通过比较用药前后呼吸环的变化，来评价支气管扩张药的治疗效果。在两次测量或观察之间，若改变呼吸模式，可能会使药物评价无法达到预期效果，因为无法确定两次呼吸环测量值的改变，是药物的作用，还是呼吸模式改变的作用。

顺应性是描述肺生理学特性的术语，反映了肺内气体容量变化与胸膜腔内压变化之间的相互关系。肺生理学中，也有若干个从顺应性导出的变量，用这些变量来讨论和评价通气状况。

在正向压力逐渐将肺充盈时，所产生的肺顺应性曲线如图2-1所示。可以看出，给定压力变化ΔP，向肺内送入最多潮气量的阶段是曲线最为陡峭的部分，斜率最大的上升阶段，即曲线的中段，功能残气量以上。潮气量的基线，一般就设置在此区域，以保证自主呼吸或机械通气能够达到最大通气效率，即用最少压力改变获得最大潮气量。

若肺部发生病变，如肺膨胀不全或者气体陷闭，患者潮气量的基线显著升高或降低，通气效率降低，导致动态和静态肺顺应性下降，压力容量环形状出现显著变化。

肺部病变不仅能够改变患者潮气量的基线，使之位于顺应性曲线的异常高点或异常低点，而且能够改变整个肺顺应性曲线的形状。

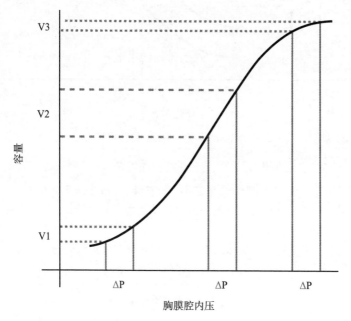

图 2-1　与容量相关的肺总顺应性曲线

以极低流速将肺逐渐充盈，气道阻力可以几乎忽略不计，描记吸气相的压力-容量曲线。如图2-2所示，同样的压力变化施加于同样的曲线中段时，若曲线斜率不同，导致潮气量的变化也不同。

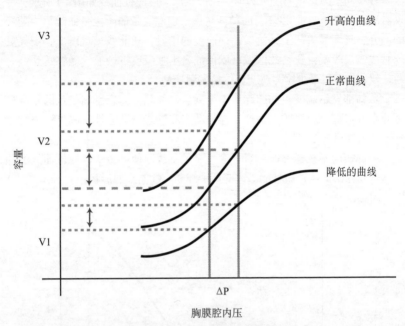

图2-2　肺顺应性曲线因肺部病变而上下平移，导致同样的 ΔP 产生完全不同的潮气量

将气道正压下的呼吸环置于总顺应性曲线上，如图2-3所示。

在讨论通气与呼吸力学的关系时，功能残气量（FRC）是一个必须理解的十分重要的概念。

气道压为零的点，是肺向内回缩力和胸壁向外扩张力的平衡点。在该平衡点，肺内的气体容量就是功能残气量。

二、压力容量环

给气管插管患者进行正压通气。以压力为横轴，容量为纵轴，在坐标系中描记整个呼吸过程，即产生了如图2-4所示的环形图。

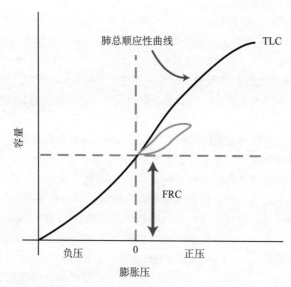

图 2-3 潮气量基线和肺总顺应性曲线的关系

　　TLC：肺总容量；FRC：功能残气量

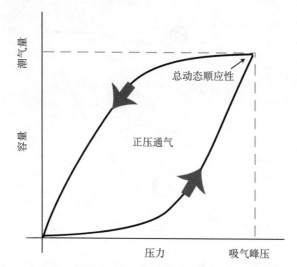

图 2-4 正压通气时的压力容量环

　　书本中所提供的压力容量环多为椭圆形或橄榄球形，在现实中却看不到如此对称的压力容量环。

　　从图2-4中左下角的原点开始，按照逆时针方向，沿红色箭头所示路线描记，最终回到左下角的原点而结束。

　　图2-4中右上角代表吸气相的结束和呼气相的开始。此时，压力和容量的最高点代表呼吸系统本次呼吸的动态顺应性（容量变化值ΔV除以压力变化值ΔP）。

　　请注意此呼吸环的起始点压力为零，表明系统并未设置PEEP。

　　呼吸系统顺应性的变化明显体现在压力容量环斜率的变化上。

　　曲线斜率发生变化的点称为拐点。图2-5有两个拐点，拐点A位于吸气相，拐点B位于呼气相。拐点A称为吸气曲线的低位拐点（LIP），在潮气量更大的情况下，也可能出现吸气曲线的高位拐点（UIP），如图中虚线所示。拐点B是呼气曲线的高位拐点［也称为最大曲率点（PMC）］，有些时候，也能看到压力容量环呼气部分曲线出现低位拐点。

　　如果拐点不易确定时，通常使用在吸气或呼气部分曲线做近似直线，并使用相邻两个近似直线的交点来判断拐点位置，如图2-5所示。

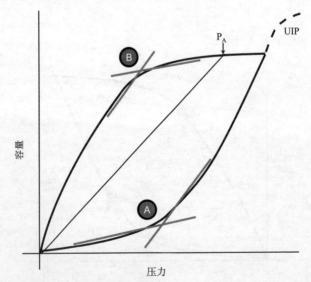

图2-5　正压通气时吸气相和呼气相的拐点

　　P_A = 肺泡压

在静态压力容量环中，在吸气部分曲线的拐点，往往代表吸气时肺复张过程的突然变化；在呼气部分曲线的拐点，往往代表呼气时肺泡重新塌陷过程的突然变化。

图2-5显示的是动态压力容量环，其中也显示了气道阻力对气流产生的影响。容量的上升落后于压力的上升，导致了吸气部分曲线和呼气部分曲线存在明显区别，并不重合。

由于呼吸过程中阻力的出现，导致从动态压力容量环中获得的拐点信息并不是PEEP和PIP的可靠参考值。我们将在第5章详细讨论：如何测量拐点，如何根据拐点数据设置合适的通气参数。

正压通气产生的压力容量环，如图2-4和图2-6所示。图2-4表示的是控制呼吸的呼吸环，该呼吸过程完全由时间触发，与患者的自主呼吸努力完全无关。图2-6表示的是由患者呼吸努力触发的机械通气。正压呼吸的波形有多种变化，这些将在第3章详细讨论。

如前所述，吸气相（图中黑色曲线）开始于图中左下方，纵轴和横轴的交点。向横轴负压力方向的凸起部分（黑色箭头所指），代表了吸气相开始前患者的自主呼吸努力，描记为顺时针走向的呼吸环。呼吸机探测到自

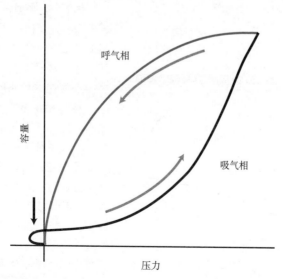

呼气相

容量

吸气相

压力

图2-6　辅助正压通气呼吸环

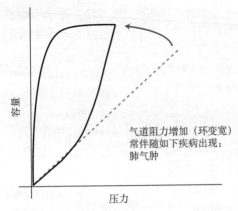

气道阻力增加（环变宽）
常伴随如下疾病出现：
肺气肿

图 2-7　呼吸系统顺应性增加

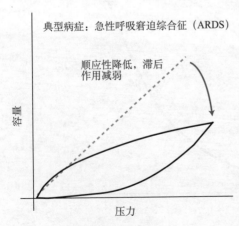

典型病症：急性呼吸窘迫综合征（ARDS）

顺应性降低，滞后
作用减弱

图 2-8　呼吸系统顺应性降低

主呼吸努力时，即开始送气，吸气相曲线立即转向横轴正压力方向，并按逆时针方向描记。在黑色曲线达到最大容量和最大压力点时，进入呼气相，标记为红色曲线。除了自主呼吸努力，呼吸环的剩余部分均位于横轴正压力方向。

传统的肺动态顺应性显示图，显示出吸气相结束点，正常的吸气相结束点和吸气相开始点之间的连线应当和横轴呈45°（在图2-7中由虚线显示）。呼吸系统顺应性的增加会直接导致呼吸环移向虚线的左侧（即向肺内送入同等容量的情况下，所需的压力更小）。

图2-7是典型的肺气肿患者压力容量环图，环本身变宽，同时也倒向45°虚线的左侧。环变宽归因于气道阻力的影响，这一点将在本章的后半部分讨论。呼吸系统顺应性的改变，并不一定伴随着气道阻力的改变。呼吸系统顺应性的进行性增加是渐进式的，使用肺表面活性物质治疗的情况除外。

呼吸系统顺应性的降低（即向肺内送入同等容量气体的情况下，所需压力更大），导致呼吸环倒向虚线右侧，如图2-8所示。在急性呼吸窘迫综合征

（ARDS）的后期，能够发现此典型性的形变。呼吸系统顺应性的降低可能是因肺部病变而逐渐降低，也可能是由于黏液堵塞主气管，或气管插管进入右侧主支气管，导致的气道阻塞所产生的突发性的降低。

气道阻力增加，压力容量环面积增大，并且吸气和呼气曲线在横轴方向上的间距增加（图 2-9）。

滞后作用：气道阻力的增加，导致压力变化，引起容量的变化滞后。

图中较宽的红色呼吸环与黑色呼吸环相比，峰压较高，最大容量略低，即呼吸机需要更大的压力来驱动较少的容量，呼吸机通气效率较低。红色呼吸环略倒向 45°虚线的右侧，表明较大的气道阻力影响压力容量环，产生看似与顺应性降低的同等效果。

插管患者的气道阻力（5 cmH$_2$O·s/L）一般仅略高于不插管的患者。即便是临床经验丰富的医生，也不能简单地仅凭压力容量环就判定气道阻力是否上升，除非滞后作用非常明显，或将两个压力容量环进行叠加比对。

流速容量环是用于评估支气管扩张药效果的常用手段。然而，在容量控制通气过程中，流速容量环不显示吸气相气道阻力的增加。所以，在评

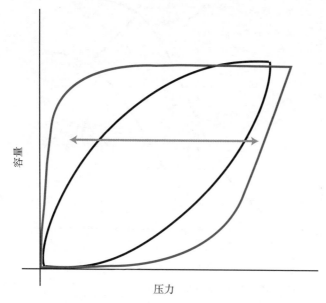

图 2-9　增加的气道阻力造成压力容量环滞后作用增加

估气道阻力的变化情况时，同时对流速容量环和压力容量环进行监测，能够获得较好的效果。

三、呼 吸 功

除显示了零压力参考点外，图2-10中的肺顺应性曲线其他部分与图2-1和图2-2均相似。

在曲线的不同位置加同样大小的压力差值，比较所能产生的潮气量，可发现功能残气量对通气效率的重要性。

在将同样气体容量送入肺部的情况下，低顺应性曲线所需要的压力是正常顺应性曲线所需压力的2倍。

将一定的气体容量送入肺内所需要的压力差与呼吸功有关。在一次呼吸中，送入同等容量的气体，下方曲线所需要的"功"更大，因其顺应性降低（曲线斜率低），且功能残气量下降（即曲线上的压力为零的位点）。

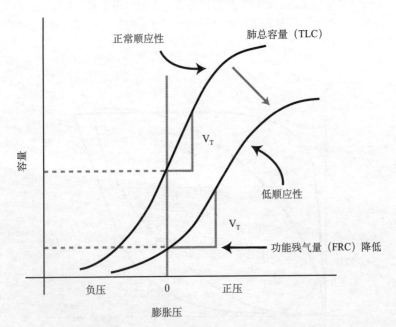

图 2-10　压力和容量的相互关系决定呼吸功

我们可以通过多种手段测量呼吸功（WOB）的大小，但在本书中，仅限于讨论涉及通气波形的呼吸功测量方法。另外，机械通气过程中的呼吸功也称为机械呼吸功。

呼吸功可由患者、呼吸机或由两者共同完成。正压通气，呼吸功的组成，如图2-11所示。

图中压力容量环没有阴影的部分标记为A，表示用于克服气道阻力所做的呼吸功；图中有阴影的部分标记为B，表示吸气时用于对抗肺部弹性、扩张肺容量所做的呼吸功。A与B之和就是此次呼吸所做总功。

A和B两部分的区域面积越大，呼吸功就越大。

大部分的呼吸机只显示在气管插管接口处测量的机械呼吸功。这种测量方式在患者完全没有呼吸努力时（如基本麻痹的情况下）是准确的。患者在进行机械通气时所贡献的呼吸功，只能通过对食管压进行监测才能获得。

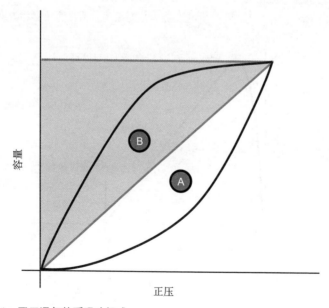

图 2-11 正压通气的呼吸功组成
　　A＝克服气道阻力做功；B＝克服弹性阻力做功

四、流速容量环

机械通气过程中，呼吸机所记录的流速容量环，与肺功能测试（PFT）所记录的流速容量环看起来一样，但两者的区别十分明显。

在肺功能测试时所记录的流速容量环代表了患者最大的自主呼吸努力，而在机械通气中得到的流速容量环代表的却不是患者的自主呼吸而是机械通气。

图 2-12 中，纵轴代表气体流速（L/s）横轴代表容量（在成人应用中，通常以 L 为单位）。流速容量环的吸气部分（黑色）在横轴的下方，呼气部分（红色）在横轴的上方。请注意，不同品牌的机器在显示流速容量环时，吸气和呼气部分的分布方式均有所不同。

一般来说，图中流速时间波形与横轴的交汇处，正是吸气相转变为呼气相或呼气相转变为吸气相的时间点，此时气体流速为零。

预设的流速波形参数直接影响流速时间波形中的吸气波形形状，图 2-12 的吸气波形反映出，此时呼吸机的设置为恒定流速，即流速波形为方波。

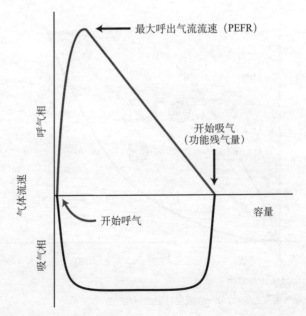

图 2-12　正常正压通气时的流速容量环

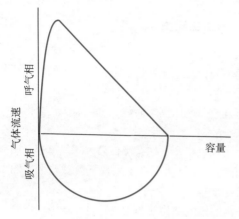

图 2-13 正压通气产生的正弦吸气波形

图2-12中横轴上方，波形的最高点代表了患者被动呼气过程中的最大呼出气流流速（PEFR），任何导致气道阻塞的影响因素均会对横轴上方的被动呼气波形的形状造成影响。

图2-13显示了一个完美的正弦曲线样的吸气波形，极似肺功能测试所得到的波形。

图2-14的波形分布顺序与图2-13的波形分布顺序完全相反。

患者病情与呼吸机设置的变化、呼吸回路的情况及呼吸机通气方式等因素均会影响流速容量波形的形状，并使之产生变化。

在图2-14中，尽管两次呼吸的峰值流速不同，但是两次呼吸所产生的波形形状是相似的。

尽管呼气是被动的过程，不受呼吸机设置的影响，但是由于两次呼吸预设的吸气流速和吸入容量不同，所以两者的呼气波形有些许的差异。

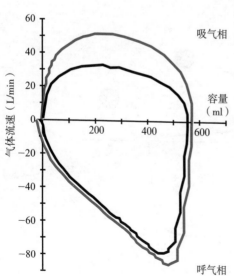

图 2-14 两种流速的正弦流速波形

五、呼吸环解读

(一) 气道阻塞

气道阻塞的位置和严重性的不同,在流速容量环上会产生不同的波形变化。

图2-15的黑色虚线代表没有气道阻塞的正常曲线,黑色箭头代表因气道阻塞而发生的波形变化。

大多数情况下,只要是明显的气道阻塞,均会降低最大呼气流速(图2-15中箭A)。中小气道阻塞,会使呼气流速下降支出现下弧状改变(图2-15中箭B),临床上称之为勺状波形。

如果呼气时间不足,或非正常的解剖结构使小支气管过早塌陷,均会导致气体陷闭。图2-15中箭C指示横轴上的呼气支在下一次呼吸开始前未回到横轴,即呼气流速未归零,表示发生了气体陷闭。

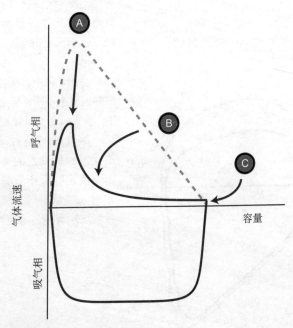

图2-15 流速容量环上显示的气道阻塞

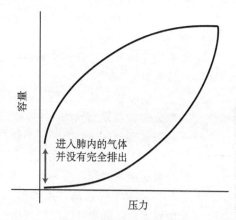

图2-16 压力容量环中显示的容量损失（漏气）

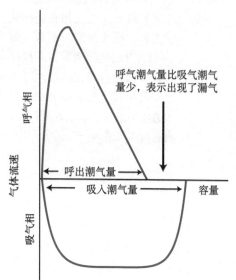

图2-17 流速容量环上所表现的容量损失（漏气）

（二）容量损失

呼吸过程中气体容量损失，如漏气，在呼吸环与呼吸波形上均可观察到。

由于漏气所导致的气体容量损失，显示为呼气容量小于吸气容量。

在流量传感器下游（即流量传感器患者侧）的漏气，使这一部分气体通过流量传感器送向患者，但却没有返回，所以在波形环上显示为没有封闭的环状。图2-16中的红色箭头所指示的环的缺口就表示了在呼气过程中气体容量的部分损失。

如图2-17中箭头所示，发生容量损失。这种漏气的原因可能是气管插管球囊漏气、支气管胸膜瘘，或者是通过胸腔引流管漏气等情况的发生。

漏气会有相同的呼气容量损失，但并不会导致吸气容量低于预设值。

导致吸气容量和呼气容量等量减少的原因往往是流量传感器和呼吸机之间的呼吸管路部分产生了漏气（例如，当流量传感器位于患者近端时）。

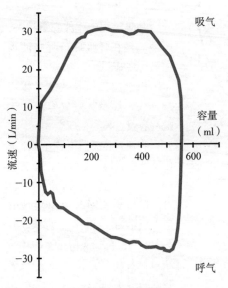

图 2-18　自主呼吸的流速容量环

（三）自主呼吸的呼吸环

自主呼吸所产生的呼吸环和正压通气的呼吸环在某些特性上明显不同。

以流速容量环为例，吸气部分曲线差异明显；自主呼吸的吸气部分曲线是圆的，类似于图2-14，差别是，平静的自主呼吸所产生的峰流速偏低（图2-18）。由于呼气都是被动的，所以无论是自主呼吸的呼气相还是机械通气的呼气相都是递减斜坡样波形。

自主呼吸和机械通气产生的压力容量环则非常易于区分。自主呼吸时，胸腔产生负压，压力容量环的吸气相在坐标纵轴左侧，压力数值为负数（图2-19），此时的压力容量环按顺时针方向进行描记。气体呼出过程发生在坐标纵轴右侧，即压力值为正数，表明在呼气相，胸腔内和气道内产生正压。

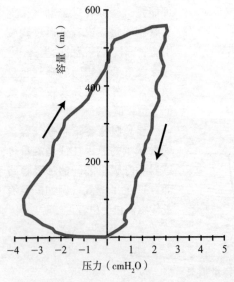

图 2-19　自主呼吸的压力容量环

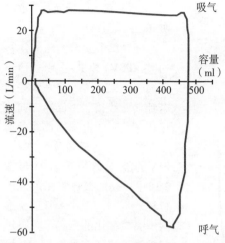

图 2-20 流速波形为方波的机械通气产生的流速容量环

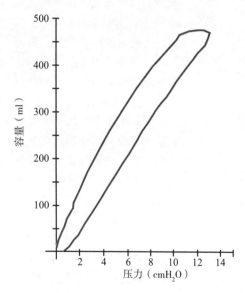

图 2-21 流速波形为方波的机械通气产生的压力容量环

（四）流速波形为方波的呼吸环

以恒定流速，即流速波形为方波的方式进行机械通气，所获得的流速容量环如图2-20所示。在吸气相的大部分时间里，气体流速均保持恒定，也就保证了吸入气体容量保持在一个相当恒定的水平。

尽管方波不如递减波使用得那么普遍，但在压力容量环上，方波更利于识别和辨认异常情况的出现，因为此时，流速和容量都是恒定的。

图2-21是流速波形为方波的压力容量环，注意此图并没有如正常动态顺应性显示的那样成为与X轴成45°的斜坡。机械通气的正常动态顺应性水平应当在 $50 \sim 80 \ ml/cmH_2O$。图中环的顶点潮气量是475 ml，除以该点的压力变化值13 cmH_2O 得到的动态顺应性为37 ml/cmH_2O。因此，该环的斜率应在45°下方。注意图中没有出现任何压力值为负向的波形曲线，表明此次呼吸为控制通气模式。

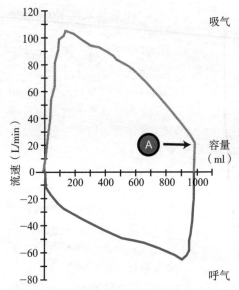

图 2-22　压力支持通气模式下的流速容量环

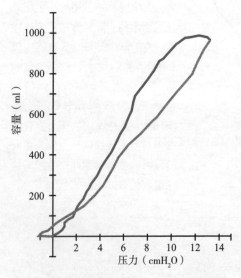

图 2-23　压力支持通气模式下的压力容量环

（五）压力支持通气下的呼吸环

图 2-22 中显示的压力支持通气（PSV）模式是另一种正压通气方式。乍看起来像是两个呼气曲线按照相反的方向连接在一起。图中浅黑色线条为吸气相，红色线条为呼气相。PSV 的波形特征很容易与图 2-15 中描述的气体陷闭的波形特征相混淆。图中 A 所示波形斜率突然变化的意义：呼吸机按预设流速结束吸气相，并快速切换到呼气相。呼气相结束，下一次吸气相开始时，气体流速没有回归零点，产生内源性呼气末正压（auto PEEP）。因此，当流速波形在吸气相和呼气相看起来非常类似时，辨认和查看流速容量环吸气相和呼气相，就十分必要了。

图 2-23 同样是 PSV 模式下的压力容量环，浅黑色线条代表吸气相，红色线条代表呼气相。注意图中吸气和呼气曲线并没有在容量为零处交叉，而是在压力值约为 2 cmH$_2$O 处交叉（类似于图 2-6），此时，患者约吸入了 100 ml 气体。也就是说，患者在 PSV 模式下，有非常强烈的自主呼吸努力，因此，吸气相并不平滑。

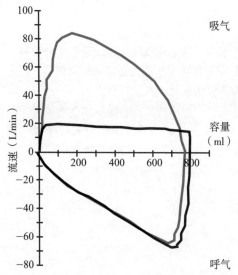

图 2-24　容量控制通气（黑色）和压力控制通气（红色）的流速容量环

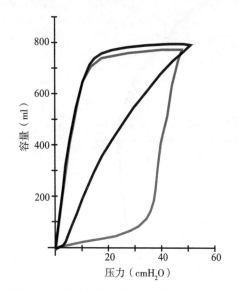

图 2-25　容量控制通气（黑色）和压力控制通气（红色）的压力容量环

（六）容量控制和压力控制呼吸环的比较

图 2-24 和图 2-25 显示的是容量控制的机械通气和压力控制的机械通气之间的比较。在两个环中，黑色环代表容量控制通气，红色环代表压力控制通气。容量控制通气的吸气相，其流速是恒定的，这样非常容易区分其吸气相和呼气相。流速容量环，压力控制通气类似于 PSV 模式，唯一不同的就是在吸气相结束时没有吸气曲线斜率的突然改变。

压力控制通气中所设置的压力值类似于容量控制通气中所观察到的峰值压力（图 2-25）。注意图中压力控制通气波形的横向直径和滞后效应均远远大于容量控制通气。产生这种现象是由于在吸气相，压力控制通气所产生的气体流速远远高于容量控制通气。同时，压力保持恒定在 38 ~ 40 cmH_2O。需要注意的是，无论是何种通气模式，此例中涉及的呼吸系统顺应性和阻力值均保持相同。

压力控制通气所产生的滞后效应的增加，不能完全归因于因流速上升而增加的气道阻力。这也是为什么在使用气管扩张药的前后，或者在评估呼吸机参数调节的优劣时，不能在压力控制和容量控制通气模式之间随意切换的原因。

（七）吸气暂停

图2-26所示的流速容量环，采用三种不同吸气暂停设置的压力控制通气，获得不同的吸气量。"吸气暂停"这种说法在此可能会引起误解，因为虽然吸气暂停一开始，吸气压力就停止变化，并维持产生压力平台，但此时进入肺内的容量仍然在变化。灰色环显示的是没有吸气暂停的情况，黑色环显示了一个较短的吸气暂停，而红色环则显示了最长的一个吸气暂停。在那些有比较宽泛的时间常数范围的患者中，如急性呼吸窘迫综合征（ARDS）、肺炎等，在压力控制通气的吸气末期维持一个压力平台，可以在不增加压力值的情况下，让更多的气体进入肺部。由此可知，平台压可以让气体在肺内的分布更均匀。

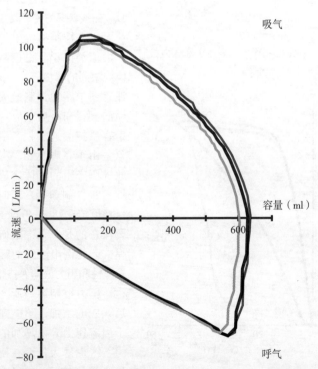

图2-26　有长、短或没有吸气暂停的压力控制通气（PCV）流速容量环

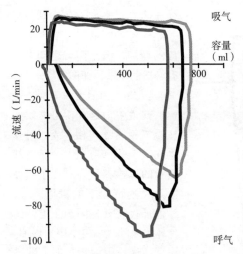

图 2-27　正压通气时顺应性改变对流速容量环的影响

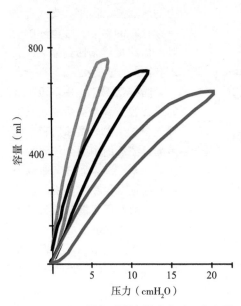

图 2-28　正压通气时顺应性改变对压力容量环的影响

（八）顺应性改变

呼吸系统顺应性的改变最容易在压力容量环上表现出来，但在流速容量环上，一样有可预测的表现形式。在图 2-27 中使用的是恒流速模式，使用这样的方式能够更好地展现顺应性改变带来的影响。红色环表示顺应性较低，黑色环表示中等水平的顺应性，灰色环则表示较高水平的顺应性。顺应性越高的环所能达到的潮气量值就越高。吸气峰流速维持不变，但是呼气峰流速则随着顺应性提高而降低。呼气峰流速出现这种情况，与图 2-11 中所描述的弹性呼吸功的概念相关。在吸气过程中所做的功用于拉伸肺部和气管中的弹性组织，而在呼气过程中，则将存储于这些弹性组织中的力释放出来。呼吸系统顺应性的上升，即表示肺组织弹性回缩力的减弱，在呼气过程中释放的力就变小。所以顺应性水平越高，呼气峰流速值就越小。

图 2-28 所示的三种压力容量环，显示气道阻力均相同，但呼吸系统顺应性不同。灰色环代表顺应性增加，黑色环代表正常的顺应性，红色环则代表顺应性下降。顺应性的下降

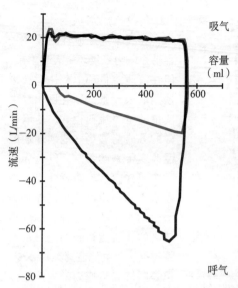

图 2-29 吸气阻力正常，呼气阻力增加时的
流速容量环

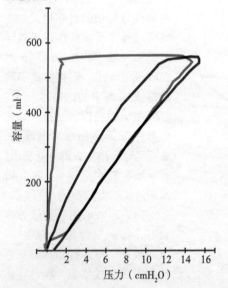

图 2-30 吸气阻力正常，呼气阻力增加时的
压力容量环

使压力容量环向右侧倒伏。尽管顺应性的降低常伴有滞后效应的增加，但是两者之间并没有必然的联系，如图例所示。

（九）气道阻力改变

气道阻力增加，可能发生在吸气相或呼气相，或同时发生在吸气相和呼气相。图2-29所示的流速容量环对比了两种恒定流速情况下的机械通气，黑色环代表气道阻力正常，红色环代表呼气相气道阻力增加。注意：气道阻力增加时，呼气峰流速明显降低。波形中未出现勺状的曲线，表明此气道阻力的增加是归因于大支气管中持续存在的阻力。红色环中的呼气曲线最终未回到原点，表示有较少的漏气发生。

同样情况下，图2-30所示的压力容量环，清楚地显示了呼气相气道阻力增加所带来的影响。注意图中两个环的吸气曲线基本一致，而呼气曲线却相差甚远。仅在呼气相产生气道阻力的原因可能包括肺气肿和支气管软化症所导致早期的小支气管的塌陷，以及患者在呼气相时咬住了气管插管。

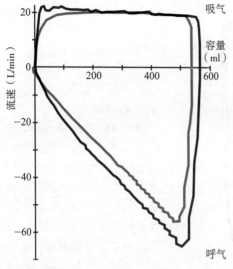

图 2-31 吸气阻力增加，呼气阻力正常时的流速容量环

如图2-31所示，正常的呼吸环为黑色，红色环表示吸气阻力增加，仅表现为微小的差异，这是因为呼吸机的驱动力足以克服增加的阻力。但是吸气阻力的增加仍然导致了吸入容量减少，相应的呼气峰流速也减小。

如图2-32所示，压力容量环明显表示吸气阻力增加。红色环和黑色环的呼气相曲线很相似，但正常呼吸环所达到的潮气量略高。与呼气相阻力相比，吸气相阻力的改变对潮气量所产生的影响较大。由于正压通气和气管插管具有"气道-夹板"效应，机械通气的患者很少出现只在吸气相阻力增加的情况。如患者在吸气相咬住了气管插管，还有一种较罕见的情况——带蒂肿块（通过茎依附生长）间歇阻断气道，产生球阀效应。

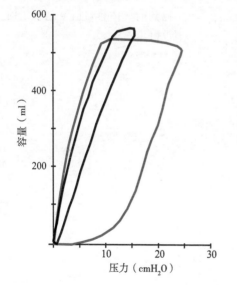

图 2-32 吸气阻力增加，呼气阻力正常时的压力容量环

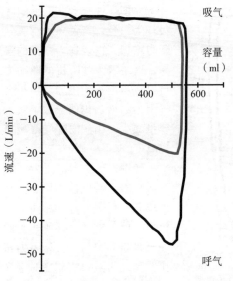

吸气

容量
（ml）

流速（L/min）

呼气

图 2-33　吸气和呼气阻力都增加时，流速容量环的变化

图 2-33 是 图 2-29 和 图 2-31 综合效果图。红色环表示，在整个通气过程中，气道阻力均出现上升的情况。除了吸气流速方波变得稍微圆一些以外，呼气相有较大改变。

图 2-34 的红色环与图 2-33 中的红色环相对应，所展现的与正常呼吸环的差异更加明显。图中所示滞后效应的增加尽管十分明显，但如果没有正常波形图的对照显示，将难以发现，产生此滞后效应的原因，是吸气阻力的增加，呼气阻力的增加，还是由于两者的共同作用。另外，气道阻力越大，实际所得到的气体容量值就越小于预设值。

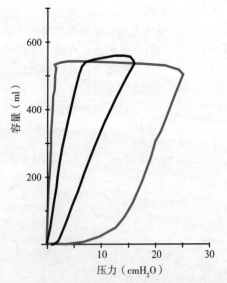

容量（ml）

压力（cmH$_2$O）

图 2-34　吸气和呼气阻力都增加时，压力容量环的变化

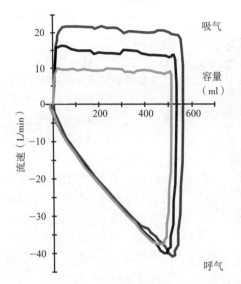

图 2-35　以三种不同的峰流速进行容量控制正压通气时的流速容量环

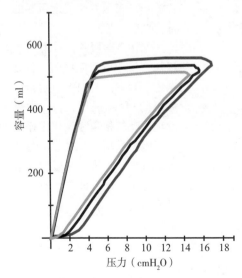

图 2-36　以三种不同的峰流速进行容量控制正压通气时的压力容量环

（十）气体流速对呼吸环的影响

容量控制时，调节峰流速，对呼吸机波形能够产生多种影响。图2-35和图2-36中红色、黑色和灰色环的流速分别为20 L/min、15 L/min和10 L/min。图中可见，在此品牌的呼吸机上，降低峰流速，潮气量也随之下降，进而又导致呼气峰流速的下降。这种因为流速变化而导致潮气量背离预设值的情况，在容量控制通气时，有时发生，有时也不发生，这取决于所使用的呼吸机品牌和型号。

气体流速的大小与送气时所产生的阻力值的大小直接相关，在图2-36中，可以清楚地看到，滞后效应随着流速的降低而降低。

在其他所有变量保持不变的情况下，滞后效应的降低与气体流速的降低直接相关。或者说随着气体流速的降低，气道阻力也在降低（呼吸环的颜色与图2-35的颜色一一对应）。

因此，当通过调整气体流速来优化机械通气条件时，如增加峰流速值以增加气道阻塞患者的呼气时间，由此所导致呼吸环的变化，不应当被认为是患者本身气道状况的改变，

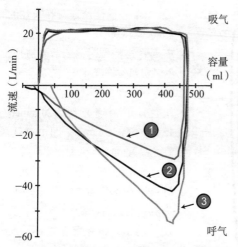

图 2-37 顺应性为 50 ml/cmH₂O 时，不同气道阻力值在流速容量环上的表现（容量控制通气）

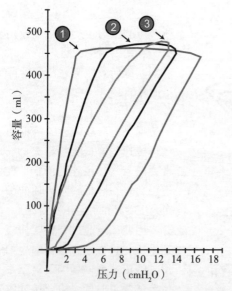

图 2-38 顺应性为 50 ml/cmH₂O 时，不同气道阻力值在压力容量环上的表现（容量控制通气）

而是气体峰流速增加导致的阻力增加。

（十一）气道阻力改变

如图 2-37 所示，肺顺应性在正常范围内偏低时，气道阻力的变化。如果 1 号环代表的是气道阻力最高的情况，那么 2 号环和 3 号环是否代表的是气道阻力正常的情况？实际上，这三个呼吸环均代表了高气道阻力的情况，其中 3 号呼吸环代表的是比较轻微的异常情况。把不同时间的呼吸环或治疗前后的呼吸环进行比较，可获得更加直观的信息。注意呼气峰值流速降低了，但没有出现勺样波形，表示发生气道阻塞的部位是在大气管。

如图 2-38 所示，气道阻力增加，使滞后效应更明显。分别将 1 号环和 2 号环与气道阻力最小的 3 号环进行比较，即可发现：吸气相和呼气相均存在气道阻力的增加。将波形存储下来或打印出来，在以后的治疗过程中，进行波形比对，或用于病例研究报告，是非常有帮助的。

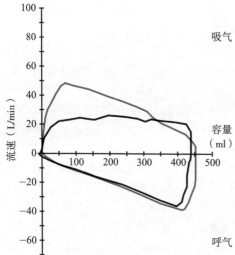

图 2-39 气道阻力增加，顺应性下降时的压力控制和容量控制通气流速容量环

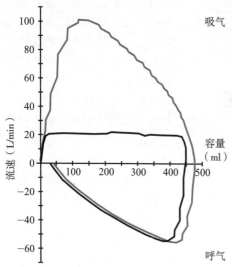

图 2-40 气道阻力正常，顺应性下降时的压力控制和容量控制通气流速容量环

（十二）使用支气管扩张药

如图 2-39 所示，在气道阻力增加（20 cmH₂O·s/L）和顺应性降低（20 ml/cmH₂O）时，压力控制通气（红色）和容量控制通气（黑色）的呼吸环。

假设气道阻力增加是由于支气管痉挛所引起的，在使用了支气管扩张药后，得到了图 2-40 的呼吸环；此时气道阻力降低至正常水平（2 cmH₂O·s/L），但顺应性未发生任何改变。

比较两幅图发现：

容量控制通气的恒定流速的吸气波形在两幅图上基本维持不变，但是呼气峰值流速明显增加了，这种情况是可预见的，因为容量控制时，流速和流速波形的样式都是由呼吸机主动控制的，而呼气过程则是完全被动的，呼气流速直接受患者肺部情况的影响。

压力控制通气环，图 2-40 与图 2-39 相比，吸气相和呼气相的流速均明显增加，吸气容量也略有上升。这是除了第 1 章中所提到的方法之外的另一种观察气道阻力发生变化的方法。（注意图中有些许漏气）

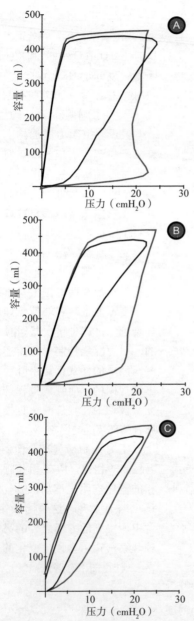

图2-41 阻力变化时压力容量环的变化

图2-41是图2-39和图2-40所对应的压力容量环。由图2-41A到图2-41C的逐渐变化显示：气道阻力逐渐降低，顺应性维持在较低水平（20 ml/cmH$_2$O），此时，压力容量环的变化较复杂，故以三幅图的形式来表示。

表示容量控制通气的黑色环，除了滞后作用的效果不同之外，并没有其他显著性的变化。随着气道阻力值的降低，三个环水平轴向的尺寸成比例地逐渐缩小，变得越来越窄。

表示压力控制通气的红色环，对气道阻力变化的反应却没有那么显著。在气道阻力最高时，在开始阶段即出现了一次压力的突然升高，此时的压力甚至高于肺内容量最高时的峰压值。在图2-41B中，随着气道阻力的降低，压力突然升高的情况仍然存在，但是明显减轻了。由图2-41B到图2-41C的最大变化是图中呼吸环宽度的明显减小。这种随着气道阻力的变化而产生的压力容量环的改变，与流速容量环进行对比，能得到相互印证。相对应的是图2-39中压力控制模式下，吸气相流速很高，尤其是吸气相开始阶段。

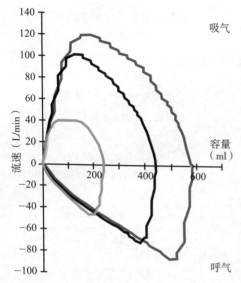

图 2-42　压力控制通气时改变压力水平对流速容量环的影响

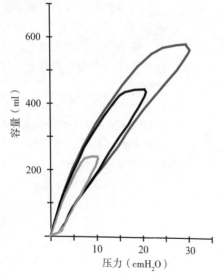

图 2-43　压力控制通气时改变压力水平对压力容量环的影响

阻力和顺应性正常时，压力控制和容量控制通气的压力容量环非常接近。

压力控制通气时，气道阻力增强了高流速的效果，并使压力波形随流速波形的变化而变化。

（十三）压力控制

在压力控制通气时改变压力水平能够产生一系列可预见的影响，如图 2-42 所示。在压力上升时，容量也上升。注意代表最低压力值的灰色呼吸环的吸气相上有一个短暂的平台压。在执行压力控制通气时，呼吸机的典型执行方式是在吸气开始时，使用非常高的初始气流流速快速将气道压升至所设定的压力水平，压力一直保持到吸气相结束。因此，峰流速受患者肺部状况影响。同样的，在此模式下，压力不变，容量会随着吸气流速的改变而改变。

如图 2-43 所示，随着峰压的升高，阻力和顺应性水平基本保持不变。同样的低气道阻力，压力控制通气的这些压力容量环与容量控制通气的非常类似。

压力控制通气下的压力容量环并没有一个特征性的形状，

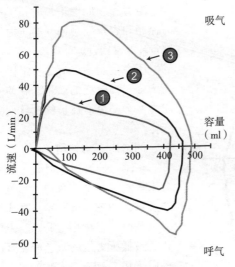

图 2-44　压力控制通气下正常顺应性时，改变气道阻力对流速容量环产生的影响

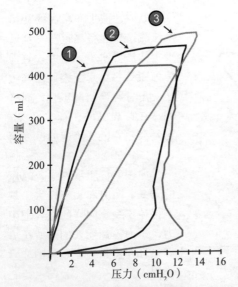

图 2-45　压力控制通气下正常顺应性时，改变气道阻力对压力容量环产生的影响

其形状在很大程度上取决于患者的肺部状况。

学习的关键是在于了解当阻力和顺应性发生改变时，压力容量环的形状会发生怎样的变化，无论这样改变的产生原因是解剖上的，还是由于呼吸机的设置改变产生的。

压力控制通气时，不同的阻力和顺应性组合是如何改变流速容量环和压力容量环的？最后一个例子见图2-44和图2-45。

顺应性均正常，而1号环到3号环的气道阻力逐渐降低。注意1号呼吸环上显示的气体陷闭。气道阻力增加，预设峰压迅速到达，流速容量环被限制成一个近似长方形的形状。随着气道阻力的降低，流速容量环呈现为典型的下降斜坡状。

图2-45的压力容量环显示的呼吸环样式非常类似于图2-41中的呼吸环样式，唯一的区别是在这里以一种叠加的方式显示而已。在这个例子中，气道阻力下降导致容量的上升。

如果将1号环或2号环单独显示而不是这样叠加对比显示，我们将很难确定气道阻力的水平。

学习的重点是将两个或两

个以上的环进行对比显示以发现不正常的呼吸环形状。而不是对不正常水平进行绝对的判定。

也就是说，学习的目标不是记住这些形状而是去理解这些环是如何形成和描记的。了解了这个基本点，面对临床设置中可能遇到的难以计数的不正常形状时，就可以从容应对了。

第 3 章
常用通气模式的波形

一、容量控制的通气波形

（一）容量控制的控制通气

时间触发、流速限制、容量切换式通气。每一次通气是由呼吸机发出的指令式通气。患者无法触发通气。

● **波形特征（图 3-1）**

流速时间波形显示为方波，表示恒定流速的气流。

从压力时间波形上可以看出，吸气时间的开始是由设置的时间参数决定的（时间触发），因为每次呼吸之间的间隔完全一致。

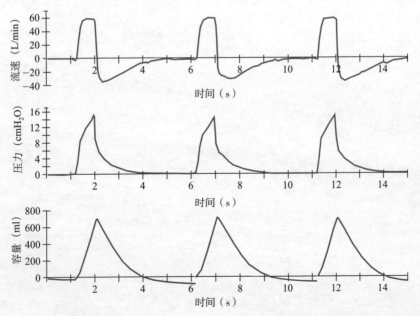

图 3-1　容量控制的控制通气

容量时间波形上则显示出容量在每一次呼吸过程中的线性增加。吸气在预设的潮气量达到时停止（容量切换）。

请注意：在图中容量时间波形曲线走到了横轴的下方，这是一种异常情况，这台呼吸机上用于计算吸气容量的流量传感器部件可能需要重新定标。

（二）**容量控制的辅助控制通气**

患者触发、流速限制、容量切换式通气。每一次机械通气均由患者触发启动。窒息发生时，呼吸机将会按照预设的后备通气频率，执行控制通气。

● **波形特征（图3-2）**

流速时间波形类似于控制通气的波形。

压力时间波形，与控制模式下的区别是，每一次机械通气之前都有压力波形的负向波动，是患者的自主呼吸努力，代表患者触发。辅助通气可以由流速或压力触发。

容量时间波形显示机械通气提供恒定的潮气量。无论患者触发通气频率有多快，潮气量恒定不变。

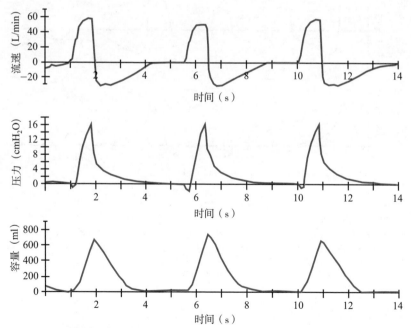

图 3-2　容量控制的辅助控制通气

（三）容量控制的SIMV

机械通气按预设的频率和潮气量执行，两次机械通气间，患者可以自主呼吸。

● **波形特征（图3-3）**

流速时间波形显示：每次机械通气的气流流速都是恒定的，患者自主呼吸所产生的流速较小且不恒定。在相邻的两次机械通气之间有两次自主呼吸。

压力时间波形显示：在相邻两次表现为正向高压的机械通气之间有两次负向低压的自主呼吸过程。其特征为：在机械通气开始前，有一次压力波形负向波动，代表患者触发。自主呼吸波形中，负向的波形是吸气相，正向的波形是呼气相。

容量时间波形则显示：在自主呼吸时，吸入的潮气量较少。

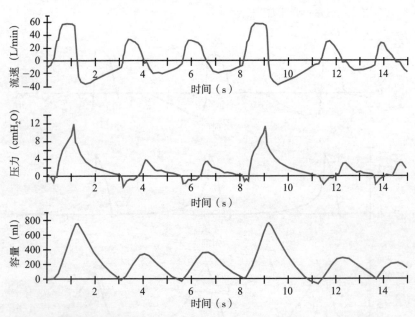

图 3-3　容量控制的 SIMV

二、压力控制的通气波形

（一）压力控制的控制通气

时间触发、压力限制、时间切换的机械通气。每一次呼吸都是受控的、指令性的机械通气过程。此模式可用于急性呼吸衰竭，特别是肺顺应性降低的患者。

● 波形特征（图3-4）

流速时间波形清楚地表明这是压力控制模式，每一次呼吸都有固定的时间间隔。在整个吸气相的过程中，气流流速持续降低。在预设的吸气时间达到时，吸气相结束（时间切换）。

压力时间波形，压力达到预设值，并持续一段时间，形成压力平台（平台压）。此波形和F-T波形互为参照，即可判定是否是压力控制模式。

容量时间波形看起来与压力时间波形相类似，也常见容量平台，吸气结束，呼气阀打开，容量随之下降。

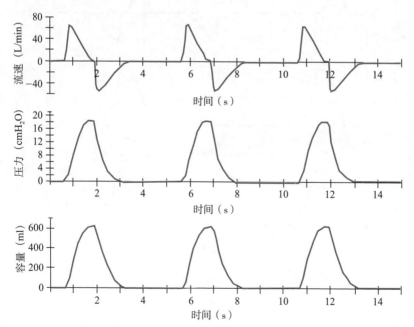

图 3-4　压力控制的控制通气

（二）压力控制的辅助控制通气

患者触发、压力限制、时间切换的机械通气。每一次患者的自主呼吸（流速或压力触发）都将启动机械通气。窒息时，呼吸机按预设的后备通气频率进行控制通气。

● **波形特征（图3-5）**

流速时间波形与控制通气中的相一致。在吸气相，流速逐渐降低到零。流速偶尔会在吸气相结束前达到零点，在图上可观察到流速为零的波形持续一段时间，直到呼气相开始。

在压力时间波形上，亦可见负向触发波与压力平台，压力平台一直维持到吸气相结束时为止。

容量时间波形与控制通气的容量时间波形是相同的。

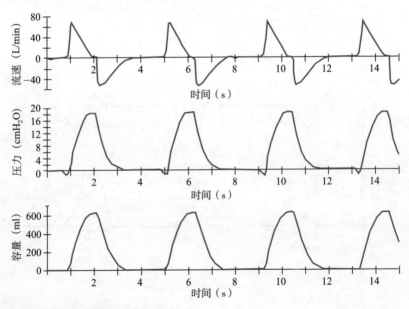

图3-5 压力控制的辅助控制通气

（三）压力控制的SIMV

所有的机械通气按指令或同步执行压力控制模式。机械通气之间有自主呼吸出现。基本上每次通气都是由患者触发的，而窒息时，呼吸机即按预设的频率进行后备通气。

● **波形特征（图3-6）**

流速时间波形：在辅助的压力控制模式下，波形呈现特征性的减速波样式。只有在吸气相结束后，呼气相才开始。

压力时间波形：每次机械通气均会产生平台压。自主呼吸的吸气相波形位于横轴下方，而呼气相波形位于横轴上方。

容量时间波形：容量逐渐增加，形成容量平台，最终降低到零的过程。自主呼吸产生的容量较小。

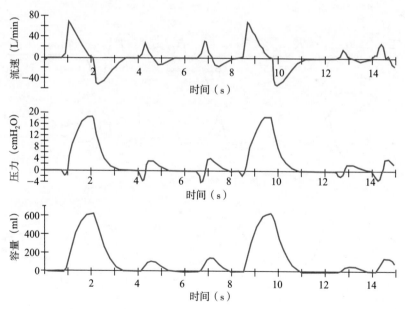

图 3-6 压力控制的 SIMV

三、自主呼吸波形

(一) CPAP

此通气模式的最大功能在于增加功能残气量,常用于治疗有自主呼吸能力的顽固性低氧血症患者。在治疗阻塞性睡眠呼吸暂停综合征时,持续气道正压通气 (CPAP) 有助于使上呼吸道保持打开。

● 波形特征 (图3-7)

流速时间波形:描记了吸气和呼气产生的自主呼吸气流。

压力时间波形:表明了CPAP的意义所在,即自主呼吸的压力基线为正值。

容量时间波形:显示了患者自主呼吸时每次吸入容量的不确定性。

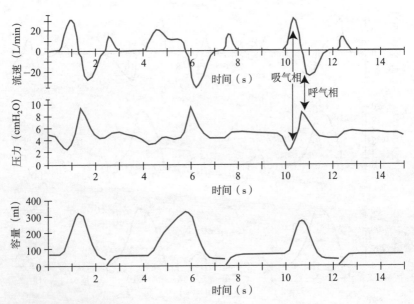

图 3-7 CPAP 波形

（二）PSV

通过对自主呼吸施加一个预设的压力支持，来增加吸气潮气量。此时，患者的自主呼吸努力较小，该模式实质上是对自主呼吸的放大。最适用于克服人工气道和呼吸机管路在自主呼吸过程中产生的额外阻力。

● **波形特征（图3-8）**

流速时间波形：用于识别有压力支持的通气过程。吸气相临近结束，逐渐降低的吸气流速达到预设的切换值，突然降低到零点（图3-9）。

压力时间波形：显示患者触发通气的过程。压力上升到预设的峰压值，并维持一段时间，形成压力平台，直至流速降低到预设水平，切换为呼气。

容量时间波形：吸气容量完全取决于所设压力支持水平的大小。

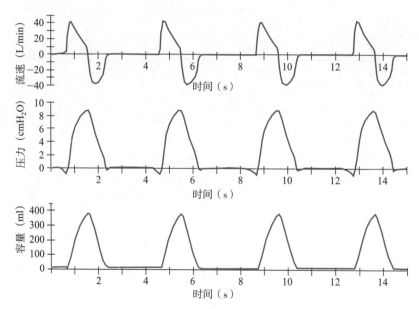

图 3-8　压力支持通气（PSV）波形

（三）CPAP + PSV

作用：减少患者呼吸做功，改善氧合效果。可用于无创通气或有创通气。用于无创通气时，称为无创正压通气（NPPV）。常用于慢性阻塞性肺疾病（COPD）患者的家庭通气护理，CPAP治疗无效的阻塞性睡眠呼吸暂停综合征（OSA）患者，以及对神经肌肉紊乱疾病患者的夜间呼吸支持。

● **波形特征（图3-9）**

流速时间波形与单纯PSV模式的流速时间波形非常相似，CPAP的波形显示不出来。

压力时间波形显示了正向压力基线和压力支持水平。

容量时间波形：虽然此例中是保持恒定的，但可能会因为患者呼吸努力程度的不同而产生变化。

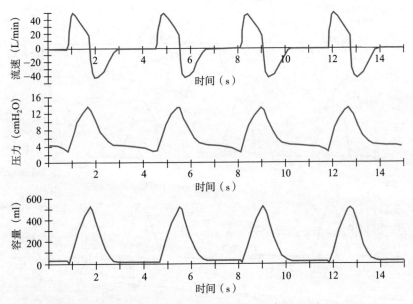

图3-9　带有 CPAP 的 PSV 波形

（四）为 PSV 设置压力上升时间与流速切换值

A 波（图 3-10）：PSV 时，气道阻力对流速的影响（例如较小的人工气道，部分阻塞的气道等）。红色曲线是在气管插管中所测得的曲线，黑色曲线是在呼吸机端测得的曲线。

图 3-10 中箭头指示有一个压力尖峰，可能是由于气道阻力增加或压力上升斜率设置过高所致。同样的，在流速时间波形上，吸气相开始时，也可以看到流速尖峰。在成人通气中，通常只有在呼吸机端测量时，才能得到这种伪迹。

Marcelo Amato 曾如此描述过："气体穿过气管插管克服摩擦力而做功，大多数这种压力尖峰代表了此时压力的消散过程，但这种压力尖峰并不会导致肺泡内峰压的升高，因此也就不会导致任何伤害的发生"，尽管如此，如 B 波所示，降低压力上升时间的预设值，也就消除了压力尖峰和流速尖峰。

压力上升斜率不足是个大问题，因为这将会导致呼吸功（WOB）的增加，产生人机对抗。增加压力上升斜率或目标压力值，则会避免这种情况

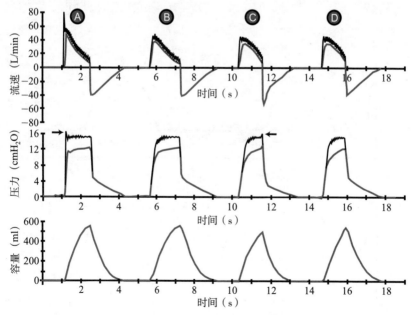

图 3-10　PSV 时压力上升时间（压力上升斜率）的设置

的发生（峰压预设值低于 10 cmH$_2$O 时，大多数呼吸机的流速波形均会趋向于不稳定）。

C 波：显示的则是吸气末期的压力尖峰（箭头指向位置），是由患者主动呼气造成的，也就是说 PSV 的吸气相结束阈值过低。

D 波：将 PSV 的呼气相触发流速百分比设置得高一些，即提早结束吸气相，进入呼气相，即可消除此尖峰。

这样的操作将会改善人机同步性，减少吸气肌做功，但也会减少潮气量，进而降低血气水平，因此进行此操作时，需要密切关注患者的反应。

（五）Bi-Level 和 APRV

双水平气道正压通气（Bi-Level）和气道压力释放通气（APRV）均需设置两个 CPAP 值。患者可在这两个正压水平上进行自主呼吸（图 3-11）。

APRV 所设吸呼比是反转的，而 Bi-Level 的吸呼比则既可是正常的，也可是反转的。

Bi-Level 能给自主呼吸提供压力支持。

APRV 设置一个尽可能短的低压持续时间（T$_{low}$），避免肺泡塌缩。这通常意味着：T$_{low}$ 设置应短于 1 s 和（或）伴有轻微的内源性 PEEP。

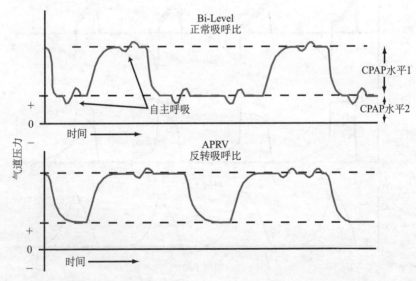

图 3-11 Bi-Level 和 APRV 的比较

四、复合模式：容量控制的通气波形

（一）容量控制的 SIMV + CPAP

在较高的压力基准线上进行 SIMV 通气。每一次呼吸，无论是机械通气还是自主呼吸，都是患者在正向压力基线上进行的触发。低氧血症型呼吸衰竭的患者对氧疗没有反应时，适用于此模式进行治疗。

● **波形特征（图 3-12）**

流速时间波形与不带 CPAP 的 SIMV 的流速时间波形曲线相同。

压力时间波形，无论是机械通气，还是自主呼吸，均是在较高的压力基线上进行的。

容量时间波形与常用的 SIMV 容量波形曲线并无差别。

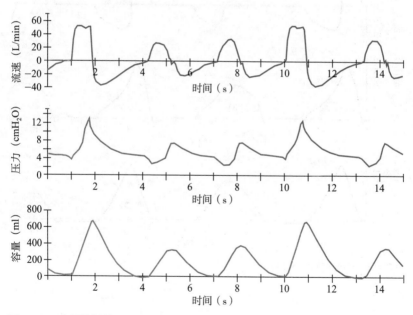

图 3-12　容量控制的 SIMV+CPAP

（二）容量控制的 SIMV + PSV

患者的自主呼吸得到额外的压力支持。所有的呼吸都是患者触发的。

● **波形特征（图3-13）**

流速时间波形：机械通气吸气波形为方波，PSV为递减波，很容易识别。PSV是流速切换的，而机械通气则是容量切换的。

压力时间波形：吸气相比较，SIMV波形线性上升，PSV波形较圆滑。

容量时间波形：两种通气方式的潮气量不同。

另外，压力时间波形还可将PSV和CPAP波形都区别出来。

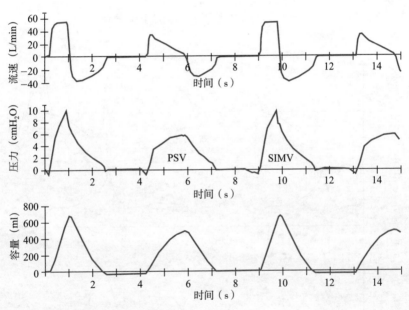

图 3-13　容量控制的 SIMV+PSV

（三）**容量控制的 SIMV + CPAP + PSV**

这种模式可以在较高的压力基线上进行 PSV 和 SIMV。

● **波形特征（图 3-14）**

流速时间波形和容量时间波形与带 PSV 的容量控制的 SIMV 模式波形类似。压力时间波形则可明显看出存在 CPAP。

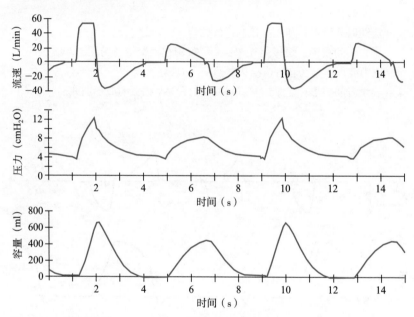

图 3-14 容量控制的 SIMV+CPAP+PSV

五、复合模式：压力控制的通气波形

（一）压力控制的SIMV + CPAP

在较高的压力基线上进行SIMV模式。每一次机械通气都是一次辅助的压力控制、时间切换的通气过程，中间穿插着自主呼吸。每一次机械通气都是患者触发的。

● **波形特征（图3-15）**

流速时间波形：与压力控制通气的SIMV完全一样。

压力时间波形：机械通气和自主呼吸均在一个较高的压力基线上进行，所以压力波形并不会在呼吸结束时回归压力零点。

容量时间波形：是唯一与容量控制的SIMV相似的波形曲线。

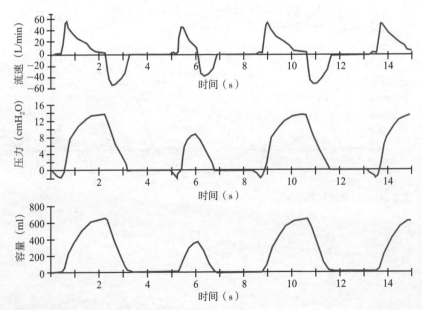

图3-15　压力控制的 SIMV+CPAP

（二）压力控制的SIMV + PSV

每一次自主呼吸都有额外的压力支持，其支持水平是预先设好的，均由患者触发。

● 波形特征（图3-16）

流速时间波形：压力控制和压力支持的波形均为典型的递减波。区别是：压力控制时，流速逐渐稳定地降低到零，随后是一段短暂的流速为零状态；压力支持时，流速降至切换值时，流速就会突然降到零，并立即切换到呼气相。

压力时间波形：明显不同。

容量时间波形：潮气量明显不同。

对比流速时间波形和压力时间波形，是区分压力控制和压力支持通气最佳方法。

实际上，在患者其他条件保持不变的情况下，将PSV的水平提高到PSV送入的容量与SIMV的相同时，这两种波形就没有明显区别了。

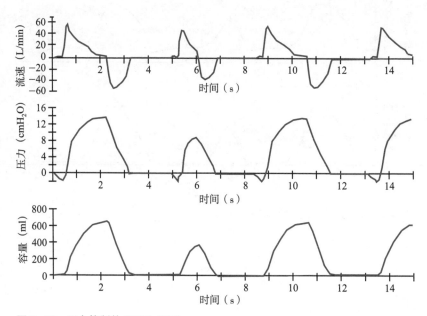

图3-16 压力控制的SIMV+PSV

（三）压力控制的 SIMV + CPAP + PSV

这种通气模式在较高的压力基线和压力支持水平上进行SIMV通气模式。

● **波形特征（图3-17）**

流速时间波形：与压力控制的 SIMV + PSV 的完全一样，看不出任何带CPAP的迹象。

压力时间波形：清楚地显示了 PSV 与 CPAP 的存在。

容量时间波形：与压力控制的 SIMV + PSV 的波形类似。

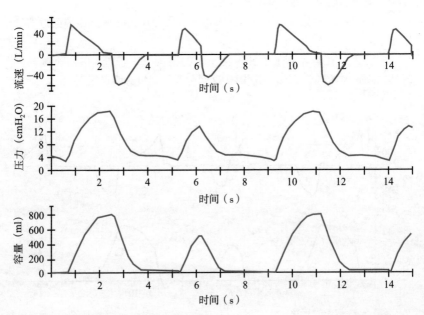

图 3-17　压力控制的 SIMV+CPAP+PSV

六、容量控制通气的压力容量环和流速容量环

(一) 容量控制的恒流控制通气

流速容量环 (图3-18): 横轴上方为吸气相, 横轴下方为呼气相。吸气相开始, 流速从零快速上升到预设的峰流速并一直维持, 直至达到预设的潮气量, 吸气相结束 (容量切换), 流速快速降至零点, 随后达到呼气峰流速, 呼气相结束, 流速回归零点。压力容量环显示出典型的容量控制通气的特征。从零点开始吸气, 呼气相结束又回归到该零点。

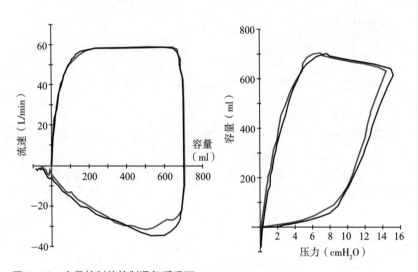

图 3-18 容量控制的控制通气呼吸环

(二) 容量控制的恒流辅助通气

流速容量环 (图3-19): 与控制通气模式下的相似。

压力容量环显示了患者触发的过程。环图曲线从零点开始向纵轴左侧描记, 代表患者正在努力吸气, 若呼吸机检测到, 就给一次机械通气。呼吸环开始向纵轴右侧描记, 并在呼气相结束时回到零点, 代表给予患者辅助通气。

患者的自主呼吸曲线按顺时针方向描记, 机械通气曲线按逆时针方向描记。

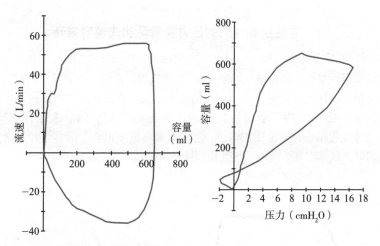

图 3-19 容量控制的辅助控制通气呼吸环

（三）**容量控制的SIMV**

流速容量环（图3-20）：显示两种呼吸过程。小环代表自主呼吸，吸气潮气量较小。大环代表机械通气。

压力容量环：小环代表自主呼吸，在纵轴左侧按顺时针方向描记。大环代表机械通气。

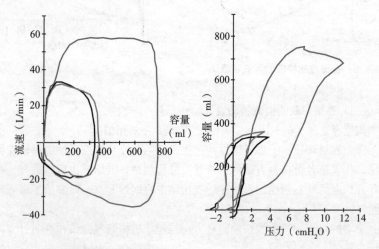

图 3-20 容量控制的 SIMV 呼吸环

七、压力控制通气的压力容量环和流速容量环

（一）压力控制的控制通气

是时间触发、压力限制和时间切换的通气，如图3-21所示。吸气流速在吸气相逐渐降低以维持设置的压力，直至预设的吸气时间结束。呼气流速也是逐渐降低的。

在流速容量环上，可看到吸气相和呼气相均是流速从最高逐渐降低的过程。

在压力容量环上，可看出压力控制通气的滞后效应比恒定流速的容量控制通气的要小，这是流速逐渐降低的原因造成的。

（二）压力控制的辅助控制通气

是患者触发、压力限制和时间切换的通气，如图3-22所示。

该流速容量环与压力控制的控制通气的相似，吸气相和呼气相均呈现流速从高逐渐降低的过程。

压力容量环的压力轴负向部分，代表了患者的吸气努力，随后触发机械通气。

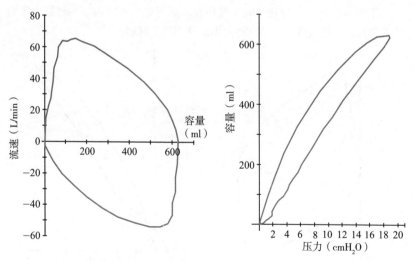

图 3-21　压力控制的控制通气呼吸环

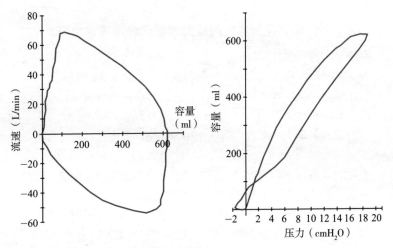

图 3-22　压力控制的辅助控制通气呼吸环

（三）压力控制的SIMV

如图3-23所示：

流速容量环：小环代表自主呼吸，大环代表机械通气。

压力容量环：压力轴负向小红环代表患者触发机械通气的过程，压力轴正向大红环代表机械通气；而大黑环代表自主呼吸。

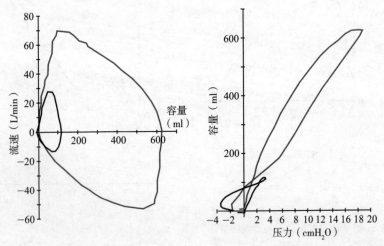

图 3-23　压力控制的 SIMV 呼吸环

八、自主呼吸的压力容量环和流速容量环

(一) CPAP

如图 3-24 所示：

流速容量环呼气相结束，呼气潮气量未回归零点，表明呼吸管路有漏气发生。吸气相开始，流速暂时降至零点（A 点）。流速容量环中的 A 点对应于压力容量环中的 A 点。CPAP 在流速容量环上没有体现。

压力容量环起于压力较高的点，并在呼气结束时几乎回到该点。此压力值和原点的差值表示存在 CPAP。吸气相一开始，容量随有压力的正向增加而增加。吸气相的后半部分，压力略有降低。吸气相开始的波形可能是对流速补偿的过度反应所致。

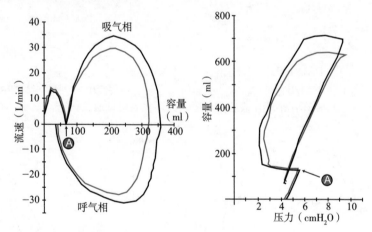

图 3-24 CPAP 呼吸环

(二) PSV

如图 3-25 所示：

流速容量环显示吸气流速从最高点持续下降，到达系统设置的流速切换值，流速迅速降至零。非正常的呈圆形的呼气波形一直持续到肺容量和流速至零。

压力容量环显示了患者触发的情况，以及触发后压力支持启动，随后呼气相开始直到波形回归零点。最初在患者触发时，压力容量环按照顺时针方向描记，压力支持开始后按逆时针方向描记。

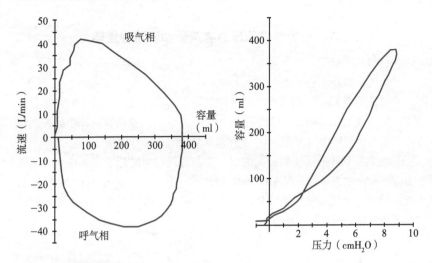

图 3-25　PSV 呼吸环

（三）CPAP + PSV

　　图 3-26 中的两呼吸环与图 3-25 中的类似，只是压力容量环的起点和终点均有较高的压力值，说明存在 CPAP。

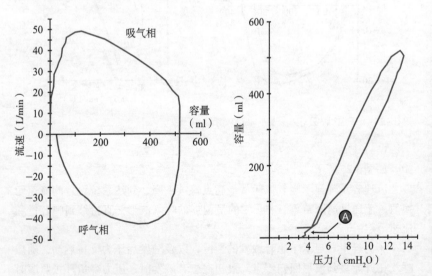

图 3-26　CPAP + PSV 呼吸环

九、复合模式：容量控制的压力容量环和流速容量环

（一）容量控制的 SIMV + CPAP

图 3-27 中的流速容量环与压力容量环类似于图 3-20，大环代表机械通气，小环代表自主呼吸。压力容量环与图 3-20 的唯一的区别：CPAP 的存在，导致呼吸环起点和终点位于较高的压力基线上。

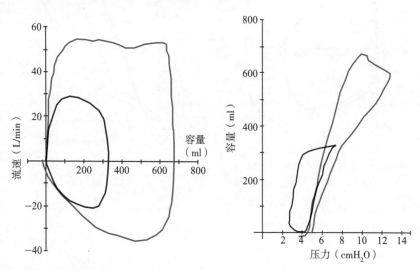

图 3-27　容量控制的 SIMV+CPAP

（二）容量控制的 SIMV + PSV

图 3-28 中的小环代表 PSV，大环代表机械通气。此例中机械通气是辅助的通气过程，类似于图 3-19。

压力容量环类似于图 3-25 与图 3-19 波形叠加的效果。这两种呼吸完全不同，在图 3-28 上同时出现，是区分这两种波形的最佳对比方式。

（三）容量控制的 SIMV + CPAP + PSV

图 3-29 中的流速容量环和压力容量环类似图 3-28。

流速容量环未显示存在 CPAP。

压力容量环与图 3-28 的区别：CPAP 的存在，导致呼吸环起点和终点位于较高的压力基线上。

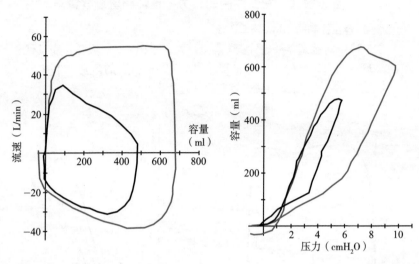

图 3-28 容量控制的 SIMV+PSV

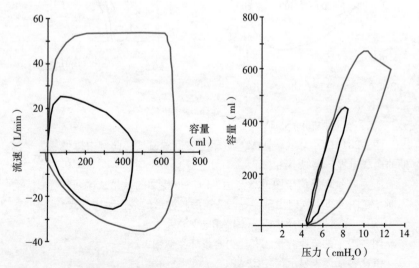

图 3-29 容量控制的 SIMV+CPAP+PSV

十、复合模式：压力控制的压力容量环和流速容量环

（一）压力控制的SIMV + CPAP

在图3-30中，SIMV通气开始于较高的压力基准值，说明存在CPAP。

流速容量环：大环类似于图3-22的压力控制通气SIMV，小环代表自主呼吸。

压力容量环：类似于图3-22，唯一区别：CPAP的存在，导致呼吸环起点和终点位于较高的压力基线上。

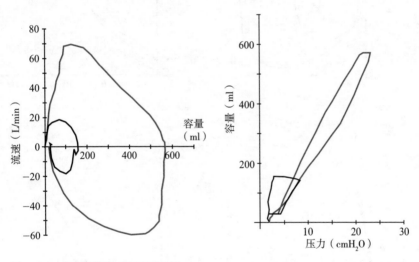

图 3-30　压力控制的 SIMV+CPAP

（二）压力控制的SIMV + PSV

在图3-31中，大环代表机械通气，是辅助通气，类似于图3-22；小环代表PSV通气，类似于图3-25。

压力容量环类似于将图3-22的压力容量环叠加到图3-25上。

（三）压力控制的SIMV + CPAP + PSV

图3-32的两环类似于图3-31。

流速容量环中未显示存在CPAP。

压力容量环与图3-31唯一的不同：CPAP的存在，导致呼吸环起点和终点位于较高的压力基线上。

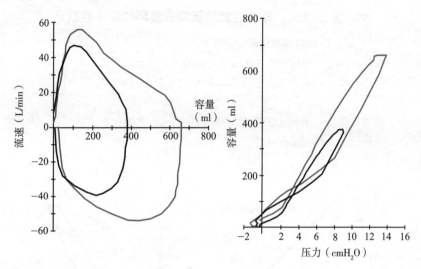

图 3-31   压力控制的 SIMV+PSV

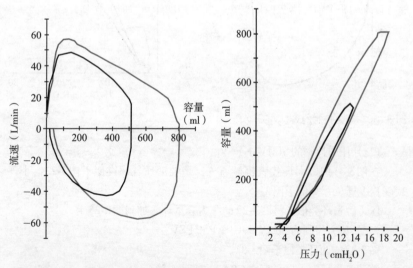

图 3-32   压力控制的 SIMV+CPAP+PSV

第 4 章
压力控制和容量控制通气的波形监测

一、介　　绍

最初的呼吸机仅提供容量控制通气，如 Emerson Post-op 和 Bennett MA-1，发展到现在，呼吸机已兼容容量控制和压力控制。人们逐渐发现，传统的容量控制通气对那些急性呼吸窘迫综合征（ARDS）的虚弱患者，并非是最佳的保护方案。有些医生提倡：在机械通气初期，应尽可能地使用压力控制通气，却又一致推荐，至少需要设置一个较低的潮气量（请参阅相关文献）。

容量控制通气的目标，是将预设的潮气量送入患者肺部，容量目标达到后，吸气相终止（容量切换）。压力控制通气，是在预设的吸气时间内，保持设定的压力值，吸气时间结束，吸气相即终止（时间切换）。容量控制通气时，患者的气道阻力和肺顺应性的改变，导致输送潮气量所需的驱动压力改变。压力控制通气时，肺物理特性的改变，不会影响预设压力值，但会导致吸气潮气量的改变。

临床应用中，进行呼吸机操作设置之前，医生须对这两种通气模式有较透彻的了解。为防止肺因过度膨胀和剪切力作用而受损伤，无论采用何种通气模式，肺泡压（根据平台压水平进行估计）应当保持在 30 cmH$_2$O 以下（ARDS Network）。

容量控制通气时，由于肺物理特性和气道直径的大小不同，气道压力是变化的。根据理想体重设置所需潮气量，是常用的操作方式，但目前试验数据显示，即使是在正常范围内较高的潮气量，仍有可能造成肺的过度膨胀，产生不利影响。

ARDS 患者特别容易出现此类情况。此类患者仅有一小部分肺组织仍保持正常顺应性，通气时，大部分预设潮气量都被送入其中。一般建议，对 ARDS 患者进行压力控制通气。容量控制通气更适用于那些未出现肺顺应性降低的患者。对肺顺应性和气道阻力经常变化但变化范围不大的患者，容量控制通气也能较容易地保持稳定的血气水平。一般来说，短期患者、术后患者、神经肌肉疾病类患者和用药过量的患者比较适用。反之，肺顺应性降低的患者，如ARDS患者，需要压力控制通气，以防过度膨胀。

容量控制通气的目标，是将患者的$PaCO_2$滴定至正常范围，支持通气且做功最少。如果参数设置合理，压力控制通气有助于防止肺过度膨胀，并可将已塌缩的肺泡重新打开。通过调节平均气道压力，将肺过度膨胀的可能性降至更低。

临床医师须熟悉：给患者使用的通气模式，呼吸机和患者的交互作用所产生的所有监测内容。

本章将对在不同容量控制和压力控制下所产生的呼吸波形进行比较。

二、容量控制通气与压力控制通气波形对比

如图4-1所示，某患者先使用容量控制通气，后使用压力控制通气过程的流速、压力和容量波形。

容量控制通气，可使用方波、递减波和正弦波的流速波形样式（有一些呼吸机还提供更多的选择）。无论采用何种波形样式，达到预设潮气量后，吸气相结束。方波即恒定流速模式。

压力控制通气，设置吸气压力和吸气时间。预设吸气时间结束时，吸气相结束。随着肺逐渐充盈，预设压力和肺泡压力的差异逐渐变小，所以由此压力差所驱动的流速总是在吸气开始时最高，随后逐渐降低，呈现递减波样式。

容量控制的压力波形呈曲线状，曲线形状取决于患者气道阻力和肺顺应性特征。吸气峰压随肺物理特性的变化而变化。压力控制时，恒定的吸气峰压常常（但不全是）使压力波形呈方波样，这说明压力控制的吸气峰压与肺物理特性无关，并会一直保持所设的压力值。

对比容量控制和压力控制的容量波形，发现：因容量控制是恒定流速的，故其波形呈线性上升，而压力控制波形呈弧线上升。特别注意：容量控制时，吸气潮气量相对恒定；压力控制时，吸气潮气量根据肺物理特性的不同而发生变化。

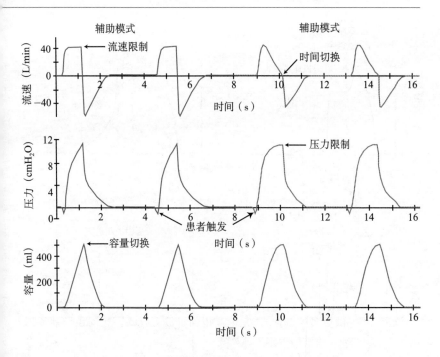

图 4-1　在肺顺应性和阻力值相同的情况下，送出接近等量的潮气量，容量控制通气和压力控制通气的对比

三、容量控制和压力控制通气时的吸气暂停

在图4-2中，容量控制通气的压力波形，吸气暂停时，吸气峰压（PIP）和平台压（$P_{PLATEAU}$）之间存在压力差异。

压力控制通气的吸气相结束之前，如果吸气流速就降低到零，实际上形成了一次吸气暂停，肺泡压和气道压达到平衡，即呼吸道压力差为零，此时不存在气道阻力，所以吸气峰压代表了吸气末肺泡压，与呼吸系统顺应性相关。

如图4-3所示，容量控制通气时，吸气暂停导致流速快速降至零点，且一直保持到吸气暂停结束，呼气阀打开，呼气开始。压力控制通气吸气结束时，零流速状态也与吸气暂停相对应。

无论是容量控制通气，还是压力控制通气，吸气暂停过程中，气体容量均保持不变。

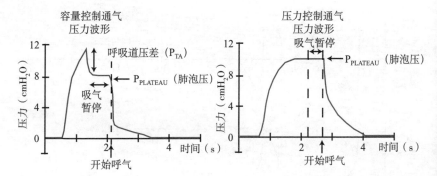

图 4-2 观察两种通气方式都有吸气暂停阶段（吸气相末期流速为零的阶段）

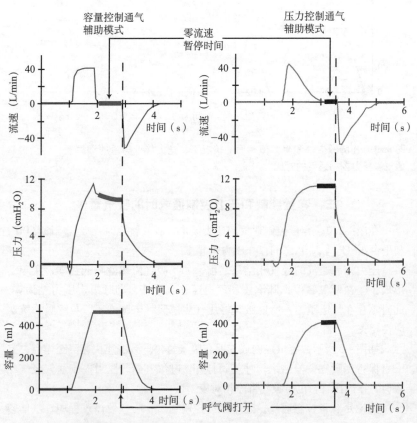

图 4-3 产生吸气暂停的容量控制通气和压力控制通气的波形对比

为确定在压力控制通气时是否发生吸气暂停，须观察流速波形图，如流速归零的情况。

四、气道阻力增加对容量控制和压力控制通气的影响

如图4-4所示，容量控制通气，气道阻力增加，潮气量值、峰值流速与平台压（$P_{PLATEAU}$）均无变化，吸气峰压（PIP）与呼吸气道压（P_{TA}）（即吸气峰压和平台压差值）均增加。

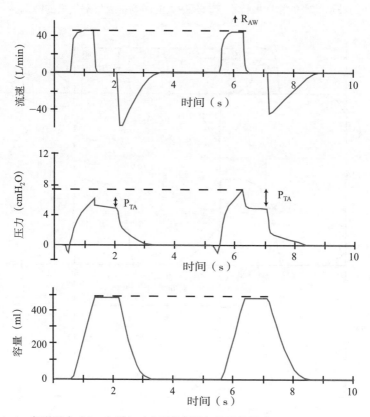

图4-4　气道阻力（R_{AW}）增加对容量控制通气波形的影响

　　如图4-5所示，压力控制通气，气道阻力增加，而吸气峰压未变，故峰流速降低，且降低的速率明显减慢，在吸气相结束时，并未回归流速零点基线（见流速时间波形）。又因吸气时间未变，导致吸气潮气量降低。

　　气道阻力增加前，很容易即达到容量平台；而气道阻力增加后，容量波形在整个吸气相保持持续上升。

　　压力控制通气，无论气道阻力如何上升，气道压力始终保持不变。如压力时间波形所示，尽管两次呼吸的流速和容量波形发生了较大变化，但其压力波形的吸气相均保持不变。其最大的影响是吸气潮气量的降低。

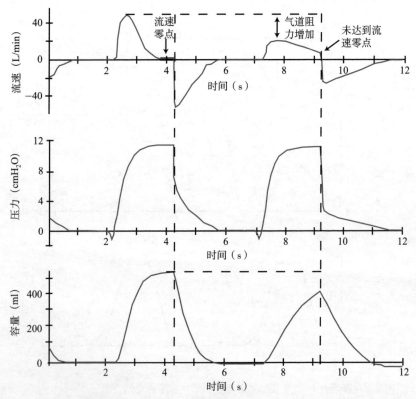

图 4-5　气道阻力（R_{AW}）增加对压力控制通气波形的影响

图4-6所示如下。

流速波形：容量控制通气的无变化，压力控制通气的发生了变化，流速不易达到零点，吸气暂停发生的可能性降低。

压力波形：容量控制通气中平台压（$P_{PLATEAU}$）无变化，而气道压力增加了。压力控制通气的无变化。

容量波形：容量控制通气的保持恒定不变，而压力控制通气的吸入潮气量减少。

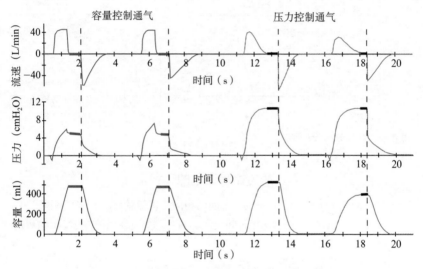

图 4-6 比较气道阻力增加对容量控制和压力控制通气波形的影响

五、顺应性降低对容量控制和压力控制通气的影响

注意观察图4-7中吸气峰压（PIP）的变化。

容量控制通气，吸气流速不变。由于顺应性降低，肺的弹性回缩力增加，故呼气峰流速增加，呼气相流速波形能较快地回归零点。若执行一次吸气暂停，平台压（$P_{PLATEAU}$）将有所增加。潮气量不变。

压力控制通气，顺应性降低，导致吸气峰流速加速降至零点，并保持一段时间，即吸气暂停。与容量控制通气相比，压力控制通气的呼气峰流速并未增加，还略有减小。因顺应性降低，潮气量减小。

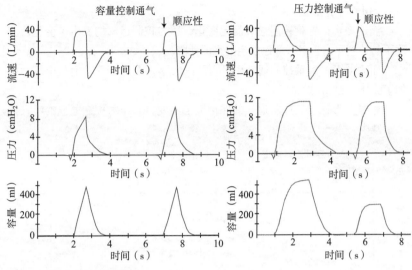

图 4-7　顺应性降低的影响

六、压力控制通气的三种情况

图4-8中所有呼吸波形的吸气时间均相同，但流速波形却各不相同。

A波形：患者的最佳吸气时间设置，即吸气流速恰好在吸气相结束时到达零点。

B波形：肺顺应性降低，导致吸气峰流速加速降至零点，并保持一段时间，即吸气暂停。

C波形：气道阻力增加导致吸气流速降低减缓，在吸气相结束时，吸气流速仍未降至零点。有趣的是，此波形与图4-9中所示的压力支持通气和容量控制通气的流速递减波非常相似。

七、压力控制、压力支持、容量控制通气下相似的流速递减波

这三种模式分别使用不同的呼吸切换参数，在不同的患者情况和参数设置条件下，均可产生类似的流速波形曲线。压力控制通气时，正确设置容量报警低限是非常重要的。当气道阻力增加或肺顺应性降低时，将导致吸气潮气量降低，此时，呼吸机就能够发出适当的警告，提醒临床医师。同样，容量控制通气时，正确设置压力报警高限也是非常重要的。

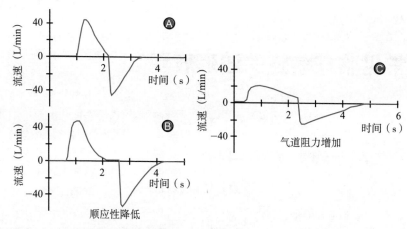

图 4-8 压力控制通气的三种情况

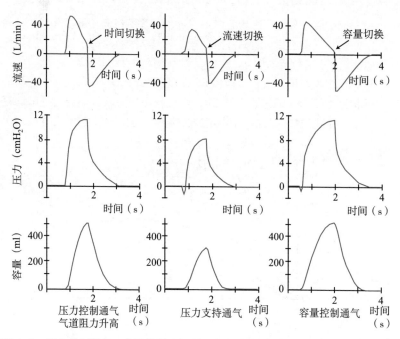

图 4-9 压力控制通气、容量控制通气和压力支持通气出现相似流速波形

第 5 章
常见临床病症的波形表现

异常呼吸波形的变化可能非常多，但较常见的异常波形种类却较少。本章按照其相关性分类整理，如下所述。

一、呼吸系统顺应性改变

（一）顺应性降低和拐点

压力容量环（图 5-1），可迅速准确地发现呼吸系统顺应性降低。黑色直线代表了正常顺应性范围的低限。动态顺应性只有 10 ml/cmH$_2$O 的环向黑色直线的右下方倒伏。

相对应的流速容量环则看起来基本正常，除了在潮气量仅有 500 ml 的情况下，其呼气流速相对较高（图 5-2）。对于这种特定的情况，流速容量环不能提供更多有价值的信息，此图仅作为介绍的目的而用。

已有很多方法用于探求最佳 PEEP 或理想 PEEP，并寻求氧合、心功能和呼吸机制的平衡。通过设置 PEEP，实现肺保护策略，即最大化肺泡复张，形成功能残气量，又不会让肺泡过度膨胀，同时避免肺泡反复开闭所

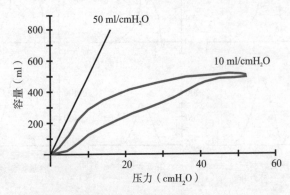

图 5-1　呼吸系统顺应性严重降低患者压力容量环

造成的损伤，将肺保持在打开或膨胀状态。PEEP增加时，就必须降低潮气量，以避免肺泡压力过高。书末所列参考书目，有很多关于选择最佳PEEP的理论描述。本书的目的是如何运用解读波形的技能，而不是争论某种技术的有效性。

第2章所讨论的P-V环是动态的，是在呼吸过程中，气体不断流动的情况下描记出来的。静态P-V环是渐进性地描记肺的吸入和呼出过程，并在每次渐进性的过程中保持足够的停顿，以获得稳定的压力。

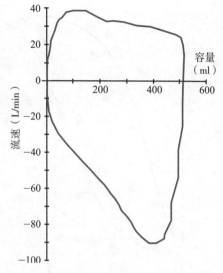

图 5-2 患者呼吸系统顺应性严重降低时的流速容量环

这种描记方法非常耗时，有时还须对患者进行暂时性的麻醉，故此方法并不适用于大多数临床情况。此外，在缓慢渐进的吸气过程中（超过30 s），氧气的消耗会对测量造成较大的误差。

临床上有一种较为可行的静态P-V环的描记方式，以非常低的恒流速（如<10 L/min）吹胀肺部，并用已知的气道阻力进行校正，这样就可以获得类似于静态P-V环的曲线描记结果（即便是这种方式，也需要一定量的镇静药）。

这种"准静态"P-V环经常（但不总是）用来揭示曲线的拐点，而该拐点常常作为设置PEEP的参考（如果没有计算机的辅助，拐点的确定有时会非常困难）。

一种方式是将PEEP水平设置得略高于吸气相低位拐点（LIP）所对应的值。

有些人则拥护将PEEP水平设置在呼气曲线的拐点附近。

还有一些人则建议不应当使用拐点信息，转而使用其他的测量值，如动态吸气顺应性，线性或"最佳"顺应性（吸气曲线的中段），又或是应当使用PEEP逐步递减测试法。这些争论已超出了本书所涉及的范围，而且并

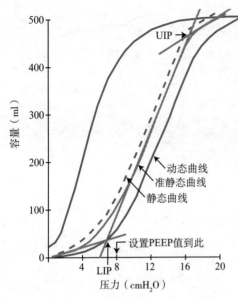

图 5-3　压力容量环的拐点

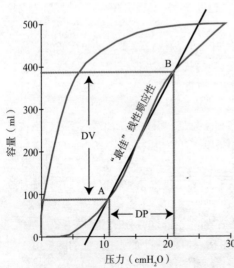

图 5-4　从压力容量环上确定线性顺应性

未达成共识。

图5-3所描记的曲线包含了同一个患者的动态、静态和准静态压力容量环。如前所述，如果使用这三种方式设置PEEP，静态压力容量曲线将是首选，但这种方法在临床应用上通常是行不通的。准静态压力容量曲线可能是最佳的替代方式，延长顺应性改变前后的直线，使其相交，用此方法来估计出低位拐点 (LIP)。所列动态曲线只是用于比较说明：动态曲线是多么不适用于确定低位拐点。

设置PEEP的另外一个方法就是将PEEP设置到能产生图5-4中直线所示的"最佳"线性顺应性的效果。可以通过持续增加压力（例如3 cmH$_2$O/s）或者用较低的恒定流速来实现。

无论采用何种方式来设置最佳PEEP值，均应在尝试PEEP设置之前和之后，执行肺复张策略（一旦肺重新打开须将PEEP设置得稍低一些）。

目前常用的肺复张策略包括将CPAP调至35 ～ 50 cmH$_2$O，并持续30 ～ 40 s。在压力控制通气模式下，用吸气末压力（类似于吸气暂停的平台压）来确定其顺应性，然后再用顺应性来设置最佳吸气峰压 (PIP)

与PEEP。

　　开始使用较高的PEEP（15 ～ 20 cmH$_2$O），尝试尽量地使肺复张，使肺容量尽可能地增加。几次呼吸后，每次小幅逐步增加PIP（压力控制通气），直至50 cmH$_2$O。

　　一旦肺复张了，就将PIP设置到能够产生5 ～ 7 ml/kg的潮气量水平，并逐步小幅降低PEEP，一些过度膨胀的肺泡逐渐释放出过多的气体，此时肺顺应性会有所增加，并最终达到一个平台期。此后，PEEP进一步下降，肺泡重新开始关闭，肺顺应性开始下降。顺应性开始下降前的PEEP就是设定值。

　　整个过程持续10 ～ 12 min。在增加PIP和降低PEEP的整个操作过程中，测得最佳吸气顺应性与相关压力参数，在执行完肺复张策略后（1 ～ 2 min），即可将之用于呼吸机的参数设置。

　　上述的整个PIP和PEEP设置过程可以手动完成，一些呼吸机还提供了特殊的趋势显示模式（图5-5）来简化整个过程。临床显示：此种肺复张方法疗效不一，但是对早期的急性呼吸窘迫综合征（ARDS）患者是最有效的策略。

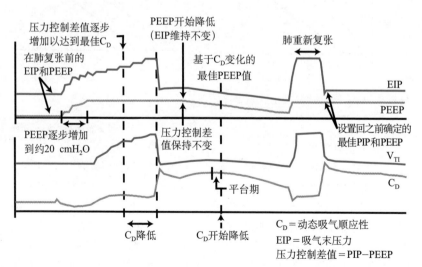

图 5-5　使用顺应性参照设置 EIP 和 PEEP

（二）过度膨胀

进入肺部的气体容量超过肺本身的正常容量，即过度膨胀，此时，肺部的额外压力仅能增加很少的气体量，如图5-6的呼吸环A所示。

肺的正常气体容量限制，可以通过压力容量环吸气末期肺顺应性的突然改变来确定，该点是吸气相的第二拐点（高位拐点）。此时，肺动态顺应性降低，导致曲线斜率降低，这种异常的曲线形状，被称为"鸟嘴"。

过度膨胀可能导致肺容量伤和生物性损伤，释放出一些炎症介质，对正常肺泡产生的伤害尤其大。

纠正肺过度膨胀的措施包括：压力控制通气时降低PIP，容量控制通气时降低潮气量。图5-6中的呼吸环B显示：潮气量的微小降低，将导致PIP水平的显著降低。

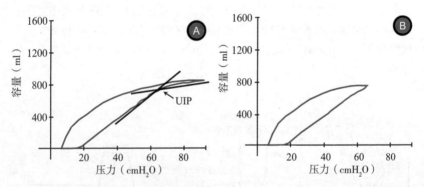

图 5-6　确认和纠正肺的过度膨胀情况
　　UIP＝高位拐点

（三）主动呼出

当患者的呼出气体容量超过了吸入的气体容量，这种现象称为主动呼出。图5-7—图5-9中的波形和环显示主动呼出的气体容量比吸入气体容量多出了约200 ml。在此情况下，多出的那部分气体容量来自于患者的功能残气量（FRC）。这种情况在临床上偶尔出现是正常的，例如，当患者翻身，经历阵痛，或是想要咳嗽的时候，都会出现主动呼出的情况。但是这种情况如果有规律地发生就是不正常的。有气体陷闭的患者，常常每隔几次呼吸就会出现一次主动呼出，此时患者在尝试将陷闭在肺内的气体排出。如果每次呼吸都出现主动呼出的情况，则说明呼出端流量传感器没有定标或存在其他硬件故障。

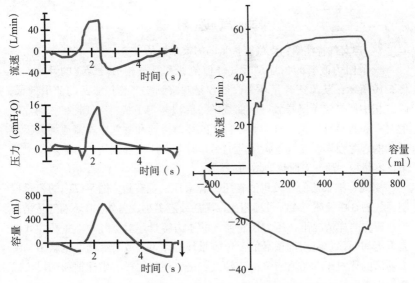

图 5-7　波形图上显示主动呼出　　图 5-8　流速容量环上显示主动呼出

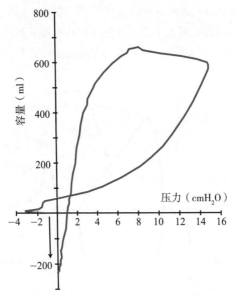

图 5-9　压力容量环上显示主动呼出

二、气 道 阻 塞

(一)支气管痉挛：支气管扩张药的效果评估

气道阻力改善的指征是呼气峰值流速和呼气相中段流速的升高。如图5-10所示：从流速容量环上，很容易观察到支气管扩张药的使用效果。呼气相中段气流下降导致呼气曲线的下降段呈勺子状。支气管扩张药疗效的又一积极例证，图5-11中B呼吸环的峰值流速和呼气中段流速均高于用药前的A呼吸环。支气管扩张药的另一疗效：压力控制通气时能增加潮气量，容量控制通气有时也能增加潮气量。

支气管扩张药的疗效也能在压力容量环上观察到。图5-12中的容量控制通气的B呼吸环与A呼吸环相比，滞后效应更小。另外，B环潮气量稍高于A环。同样情况下，压力控制通气的压力容量环对支气管扩张药疗效的表现更加明显。将用药前后的流速容量环打印下来或者存储在电脑中，用于随后的比对是非常有意义的。注意：最好使用同样的坐标轴和标尺，以便于比对。

如果对支气管扩张药没有反应，则说明气道阻力增加的原因并不是支气管痉挛。气管变窄的原因有可能是气管中的液体造成的，或是对 β_2 受体拮抗药或副交感神经阻断药不起反应的炎症过程所导致的黏膜肿大。对比使用类固醇药物前后的环图，或许有助于确定治疗方法。比较药物治疗前

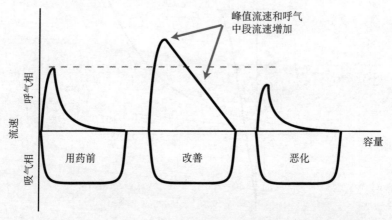

图 5-10 使用支气管扩张药之后，流速容量环上观察的气道阻力改善情况

后的呼吸环图，有助于了解，哪一种支气管扩张药对特定患者的疗效最好，或者哪些药物的组合可以达到最优效果。如果用药后的环图比用药前的表现更为恶化，则说明患者对药物反应过激或迟缓。

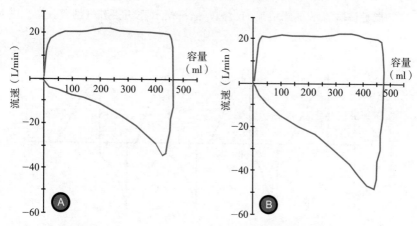

图 5-11　容量控制通气时使用支气管扩张药之前和之后的流速容量环

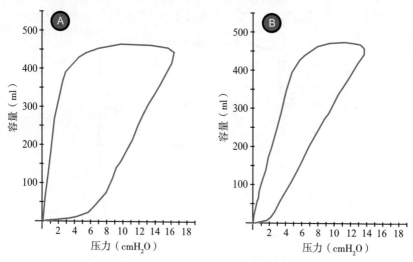

图 5-12　容量控制通气时使用支气管扩张药之前和之后的压力容量环

（二）动态过度膨胀导致的气体陷闭

气体陷闭与伴随的内源性PEEP主要有两种发生原因，肺动态过度膨胀或是不稳定的气道结构在呼气早期发生塌陷。若呼吸频率不能提供足够的呼气时间，在下次吸气开始前，肺不能完全呼出气体，产生动态过度膨胀。

图5-13就显示了此情况的出现，箭头指示呼气相过早结束。图5-14

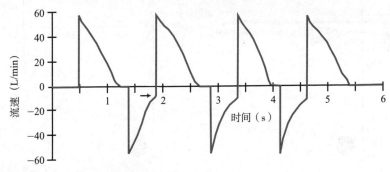

图5-13　动态过度膨胀导致气体陷闭

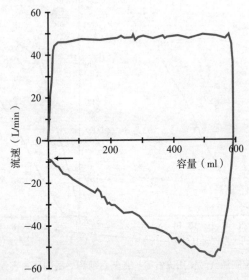

图5-14　容量控制通气中用流速容量环确认气体陷闭

与之类似。若过度膨胀是由于患者触发的呼吸频率过高所致，那么将呼吸模式转为SIMV模式，或许能改善此状况，或者有必要的话，也可以给予患者一定量的镇静药物。若保持高呼吸频率是必要的，且动态过度膨胀也同时存在，特别是还存在支气管痉挛，增加吸气流速或许能够改善情况，因为容量控制通气时，增加吸气流速，能缩短吸气时间而增加呼气时间。

　　为了更好地了解为什么流速容量环在呼气末期发生了形状改变，图5-15提供了概念性的示意图说明。如果呼气时间延长，呼吸环就会按照黑色虚线所示的路径回到流速零点。而现实情况是由于下一次呼吸开始，呼吸环快速折回零点。图中可能的气体陷闭量略有夸大，以便清楚地显示气体陷闭的发生原理和概念。注意这些例子均只能监测到气体陷闭的存在，请不要将气体陷闭与压力水平做任何量上的联系。

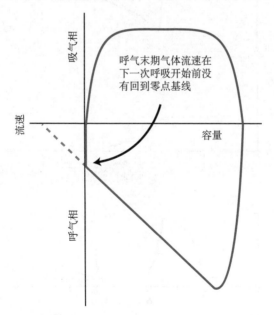

图 5-15　流速容量环显示气体陷闭的示意图

（三）小气道塌陷导致的气体陷闭

呼气相早期小支气管塌陷：肺部病症能破坏正常呼吸道结构，使正常组织被瘢痕组织所代替，而瘢痕组织却非常容易塌陷，导致了气体陷闭。

气体陷闭伴随的内源性PEEP在临床上可以用两种方法进行测量。

动态的测量方法要求同时对食管压进行测量，此方法将不赘述。

呼气末阻断法：在呼气相即将结束时，须堵塞呼吸机的呼气支管路，随后测量气道压力（图5-16），此时，需要足够的呼气时间，以保证阻断后的气道压力达到平台期，否则所得数据将不准确。阻断期间，患者的呼吸努力，会对数据的准确性造成干扰。

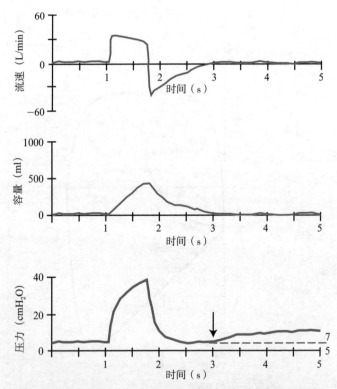

图 5-16　测量患者由于出现呼气相早期气管塌陷而产生的内源性 PEEP
　　设置PEEP为5 cmH_2O，内源性PEEP为7 cmH_2O，共计12 cmH_2O

呼气末阻断法测量内源性PEEP参见图5-16。箭头所示是呼气阻断发生的时间点。气道压力波形最终在12 cmH$_2$O处达到平台期。其中包括预设的5cmH$_2$O的PEEP值和7 cmH$_2$O的内源性PEEP值。

图5-17是对内源性PEEP的校正过程。此时，由于已知患者确实存在于呼气相早期小气道塌陷的情况（如肺气肿），外源性PEEP升高到8 cmH$_2$O。呼气末阻断法测得的内源性PEEP是2 cmH$_2$O（总PEEP为10 cmH$_2$O），处于可接受的范围。

其他导致内源性PEEP发生的原因，应当使用其他的治疗方式，比如，增加吸气流速，通过降低频率和（或）潮气量来降低每分通气量，使用支气管扩张药等。

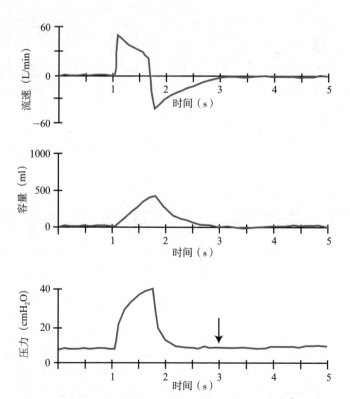

图 5-17 使用外源性 PEEP 来修正呼气相早期气道塌陷导致的内源性 PEEP

（四）气管导管弯折

气管导管（ETT）弯折可能瞬间发生，也可能渐进性发生。若将吸痰管插入到气管导管比较困难，则应考虑有气管导管部分堵塞的可能性。这种情况属于上呼吸道阻塞。

从图5-18A可见，非常严重的滞后效应和PIP达到22 cmH$_2$O时的极低潮气量水平。尝试调整气管导管的位置和患者头部的位置，均无法改善阻塞情况，可能是由于该气管导管在折弯后出现记忆效应所致，因此，需要更换气管导管。

从图5-18B可见，更换气管导管后，阻塞效果消失。人工气道的部分阻塞，也可能是由于导管内腔或末端的凝固分泌物或血液导致的。

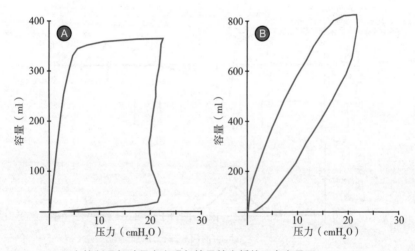

图5-18 压力控制通气过程中出现气管导管弯折的压力容量环

三、人 机 对 抗

（一）不合适的吸气流速

容量控制通气时，人们往往不在意是否设置了正确的吸气流速。但这个简单的参数调节，却能让患者感觉更舒适，尤其当患者自主呼吸增强且将要撤机时。

第一次呼吸压力波形的吸气相出现勺子样改变（图5-19），提示流速设置不足。

第二次呼吸适当提高了峰流速，完全满足了患者的吸气容量需求，非常有效。

如果流速设置过高，就会使压力快速到达压力限制值，从而在肺内产生气体涡流。

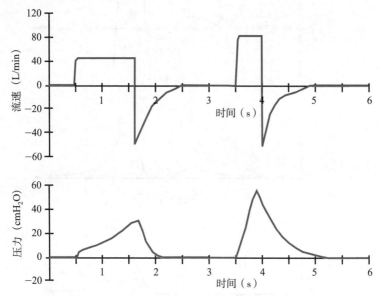

图 5-19 流速不足导致的人机对抗

（二）不恰当的触发灵敏度

图5-20中的三个波形图均显示：在2 s的时间区间内患者的呼吸努力，但患者的努力并没有触发机械通气。尽管患者的呼吸努力所造成的压力降低并不显著，但还是持续了近1 s。患者膈肌运动能力可能不足。若患者持续努力却无法触发通气，会导致患者焦虑，膈肌运动能力进一步下降。

第一次呼吸（图5-21）是非触发的。

第二次呼吸是由患者触发的，因为在压力波形上，机械通气开始之前，有波形的负向移动。

提高触发灵敏度，患者在产生较大的自主呼吸努力（图5-20）时，触发机械通气。

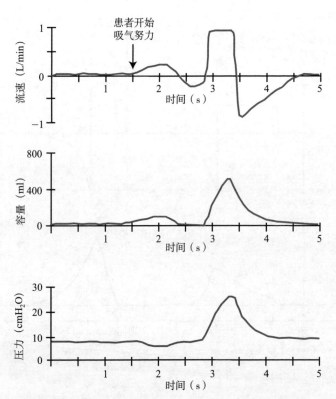

图 5-20 不恰当的灵敏度设置导致患者的吸气努力无法触发机械通气

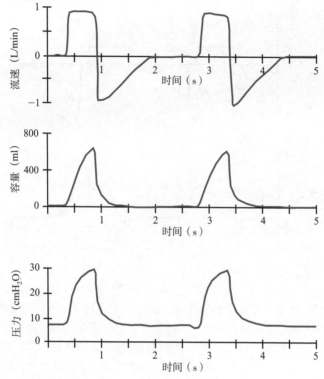

图 5-21 提高触发灵敏度使呼吸机与患者的吸气努力相对应

(三) 人机不同步

导致人机不同步有多种原因，可能是患者感觉到氧气缺乏，或患者的神经系统损伤，导致非常高的自主呼吸频率。暂且不论高呼吸频率所导致的气体陷闭和酸碱失衡问题。若顺应性和阻力均正常，呼吸机的呼吸频率在到达某频率前，均能和患者保持同步。若超过这个频率，两者的呼吸频率就不可能保持一致了。在正常的自主呼吸频率范围内，神经系统损伤患者可能都无法与呼吸机保持同步。

呼吸频率不同步（图5-22）与流速不足（图5-19）的区别：吸气相和呼气相均有异常波形。不同步时，每一次呼吸的异常波形均不相同，而吸气流速不足的则表现一致。

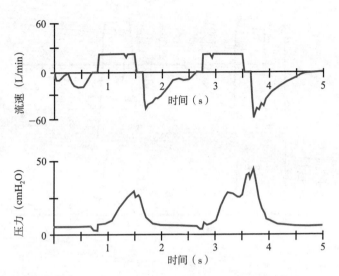

图 5-22 人机不同步

选择快速反应和补偿的通气模式，如压力控制通气的压力支持通气，能降低这种不同步现象的发生。对这种患者进行呼吸机的精细调节，能避免对患者使用镇静药物。一些需要全程呼吸机支持的患者，在使用压力控制通气时，可能也非常难于同步，但是在使用压力支持通气时，却有较好的效果。在保证气体交换的条件下，将压力支持逐步调节到最适合患者通气的水平。注意：尝试前须正确设置窒息通气参数。

四、漏　气

漏气能够很容易地在容量波形、流速容量环和压力容量环上观察到。

图 5-23 中的容量波形，在呼气相结束时没有回到零点基线。图中箭头所指是漏掉容量形成的高于零点基线的容量平台。

流速容量环和压力容量环上的漏气均表现为呼气环未闭合（图 5-24 和图 5-25）。理论上，吸气容量和呼气容量应当一致，实际上，即使在正常情况下，也会因为肺物理状况和密封圈的暂时性改变等情况而产生微小的不一致。

持续的气体泄漏应予以检查，确认并改正。

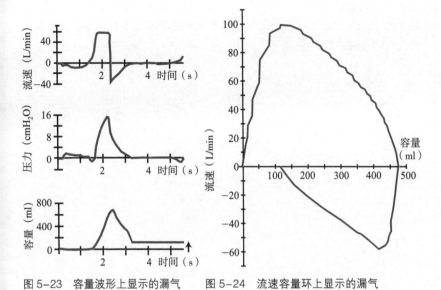

图 5-23 容量波形上显示的漏气   图 5-24 流速容量环上显示的漏气

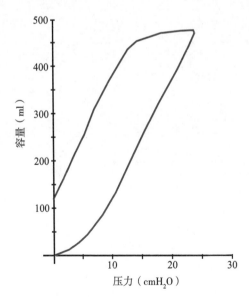

图 5-25 压力容量环上显示的漏气

将鼻胃管误插入了气管中是一种通常难以发现的漏气原因，特别是对此误插一无所知的情况下。此时，呼出气体的泄漏会伴有患者尝试触发机械通气的极端努力。

第 6 章
新生儿通气波形

一、介　　绍

对新生儿和小婴儿进行机械通气，一般选用时间触发、压力限制、时间切换的呼吸机。这些呼吸机持续提供一定氧浓度的气体。患者自主呼吸时，持续的支持气流为患者提供源源不断的新鲜气体。指令或控制通气，则是根据预设的吸气时间（时间切换）和频率（时间触发）进行的。当呼吸机按预设频率、时间触发通气时，呼气阀关闭，气流以流速递减波形式，经呼吸管路的吸气支进入患者肺内，直至预设的吸气时间结束。若气道内压力达到预设的压力限制值，呼吸机的压力限制装置开始工作。时间切换时，吸气切换为呼气，呼出阀打开，这样患者呼出的气体随持续气流一起排出。呼吸机送出的气体量，取决于流速大小、吸气时间和压力限制水平。进入患者肺内的气体量，取决于肺和胸廓的顺应性大小，以及气管导管和气道阻力的大小。

最近几年，新生儿机械通气变得越来越复杂。

首先进入新生儿重症监护室（NICU）的是成人领域已建立完善的呼吸模式，如同步间歇指令通气（SIMV），同步辅助控制通气，并伴有床旁呼吸生理监测等。

由于技术的进步，一些以往仅用于成人的呼吸模式，在NICU逐渐成为常用模式。如带流速递减波的压力控制通气（PCV）和压力支持通气（PSV）。对新生儿进行容量控制通气在部分病例中也是可行的，因为我们不再仅局限于压力控制通气。

呼吸开始和结束参数的调节更加精细化，以便适用于不同的患者。临床医师可选的呼吸模式和呼吸参数越来越多，故监测和评价呼吸波形的能力就显得尤为重要。

床旁呼吸监测能够发现：

A.呼吸不同步

B.呼吸堆叠、气体陷闭和内源性PEEP

C.呼气有咕噜声，呼气时间延长

D.由于肺部病症或使用肺表面活性剂产生的动态顺应性改变

E.意外拔管

F.吸气压力过高

G.吸气流速不当

H.触发灵敏度设置不当

I.吸气时间过长

J.吸气流速过大

K.气管导管漏气过大

L.鉴别气道阻塞并且确认是否需要吸痰

二、正常婴儿肺功能参数

表6-1　婴儿正常和RDS与BPD时肺功能参数

测量参数	单位	正常值	RDS	BPD
潮气量	ml/kg	5～7	4～6	4～7
呼吸频率	次/分	30～60	50～80	45～80
每分通气量	ml/(kg·min)	200～300	250～400	200～400
功能残气量	ml/kg	20～30	15～20	20～30
静态顺应性	ml/(cmH_2O·kg)	1～4	0.1～0.6	0.2～0.8
动态顺应性	ml/(cmH_2O·kg)	1～2	0.3～0.5	0.2～0.8
阻力	cmH_2O·s/ml	0.025～0.05	0.06～0.15	0.03～0.15
阻力	cmH_2O·s/L	25～50	60～150	30～150
VD/VT	%	22～38	60～80	35～60
无效腔量	ml/kg	1.0～2.0	3.0～4.5	3.0～4.5
肺毛细血管血流量	ml/(kg·min)	160～230	75～140	120～200
氧消耗量	ml/(kg·min)	6～8		

续　表

测量参数	单位	正常值	RDS	BPD
二氧化碳产生量	ml/(kg·min)	5～6		
呼吸熵		0.75～0.83		
热量	kcal/(kg·d)	105～183		

(Adapted from Sensor Medics Corporation, Yorba Linda, California)

RDS：新生儿呼吸窘迫综合征；BPD：支气管发育不良；VD/VT：无效腔潮气量比率

三、正常的波形、流速容量环和压力容量环

图6-1所示为时间触发、压力限制、时间切换的控制通气波形。

压力曲线为正压呼吸曲线，随后回到4 cmH$_2$O的压力基线，即系统的PEEP值。驱动的压力差值为14 cmH$_2$O（18 cmH$_2$O － 4 cmH$_2$O =

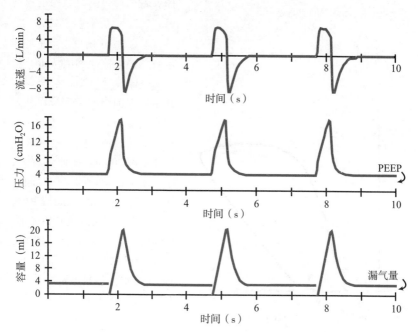

图 6-1　新生儿控制通气波形

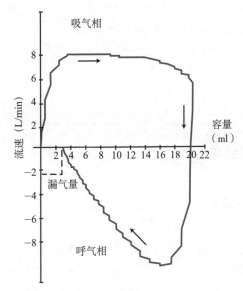

图 6-2 控制通气的流速容量环

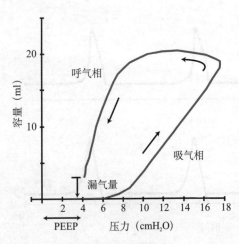

图 6-3 控制通气的压力容量环

14 cmH₂O）。压力波形曲线上未见由自主呼吸导致的压力波形低于基线的漂移发生，故这些呼吸全为控制通气。

流速波形：递减流速波，峰流速为 8 L/min。呼气部分在下次呼吸开始前都回到了流速为零的基线。

容量波形：在每次呼吸结束后均回到容量值为 3 ml 的容量基线，代表气体泄漏量。采用无球囊气管导管且行正压通气，这种漏气对患者来说是正常的。正常情况下，泄漏的气体容量不应当超过总吸气潮气量的 20%，本例是 15%。

图 6-2 所示的流速容量环显示吸气最大流速为 8 L/min，吸入的气体容量为 20 ml。当气流开始进入肺内时，呼吸环从起点开始逐渐上升，并逐渐达到最大气体流速，随后达到吸入气体容量 20 ml。在此过程中，压力水平在预设的吸气时间内维持不变。当吸气时间结束时，向下的呼气相曲线就开始描记，呼气相开始。当呼气相结束时，环图曲线回到流速为零的基线，此时容量刻度线显示为 3 ml。这就是容量波形上显示的漏气量。

图 6-3 所示的压力容量环显示压力限制值为 18 cmH₂O（驱

动的压力差为 14 cmH$_2$O）的通气过程，返回的呼出潮气量为 17 ml（20 ml −
3 ml = 17 ml）。压力容量环开始于 4 cmH$_2$O，即为呼吸机上设置的 PEEP 值。

　　如图 6-4 所示，使用压力限制、时间切换、持续恒流的呼吸机对患者进
行间歇指令通气（IMV）。A 表示指令性正压通气，B 段表示患者自主呼吸。
图中前三次指令性正压通气与患者的吸气努力是同步的，C 点表示，呼气过
程尚未结束，就发生了另一次指令性正压通气。可与图 6-7 同步间歇指令通
气（SIMV）波形进行比较学习。

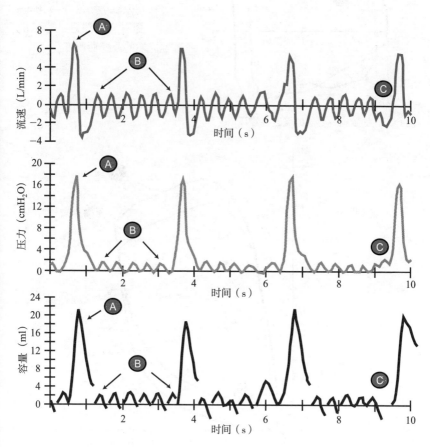

图 6-4　间歇指令通气（IMV）的波形

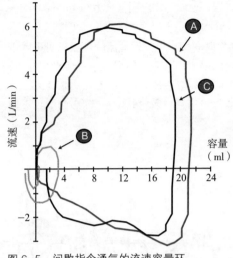

图6-5流速容量环与图6-4中波形相对应。A与C为指令性机械通气，B为患者的自主呼吸。本例由于仅通过简单地阻断恒流气体，产生呼吸过程，因此，机械通气非常容易受患者呼吸努力的影响。

图6-6压力容量环与图6-4的波形相对应。注意：容量随肺顺应性的改变而改变。

图 6-5　间歇指令通气的流速容量环

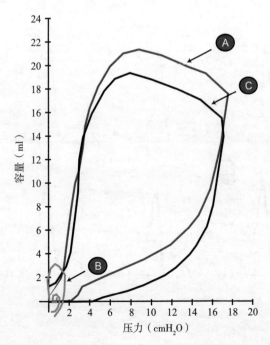

图 6-6　间歇指令通气的压力容量环

图6-7所示是压力控制下的同步间歇指令通气（SIMV）。A表示正压通气。B代表患者的自主呼吸。每一段自主呼吸后的正压通气，都是在患者的自主呼吸完全结束后进行的。流速波形可见，每次正压通气前，自主呼吸的呼气曲线均完全回归零点基线。

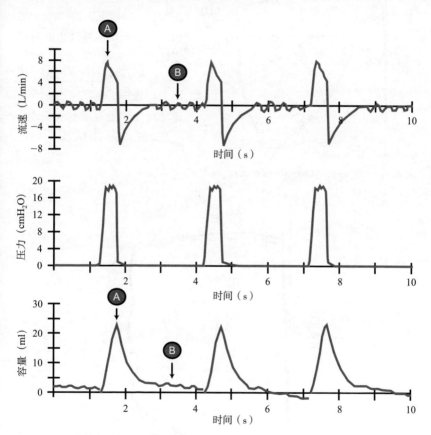

图 6-7　压力控制同步间歇指令通气（SIMV）的波形

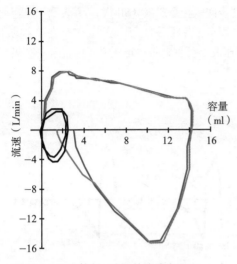

图6-8所示是压力控制SIMV的流速容量环,由于每次正压通气均与患者的吸气努力同步,故指令通气呼吸环较为一致。尽管图中显示的潮气量相当一致,但实际上,由于患者呼吸努力的原因,所能达到的潮气量会有所变化。

图6-9所示是压力控制下的压力容量环。吸气压力非常快速地增加到压力限制水平,并一直维持到吸气相结束。

图6-8 压力控制 SIMV 的流速容量环

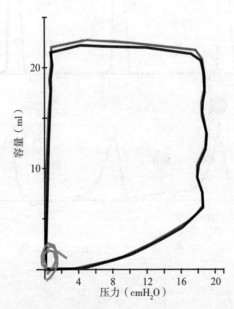

图6-9 压力控制 SIMV 的压力容量环

图6-10示压力支持通气波形的变化，压力支持水平为10～20 cmH$_2$O，CPAP基线压力为5 cmH$_2$O。

虚线左侧为压力支持通气，压力支持（驱动压力）为10 cmH$_2$O，PEEP水平为5 cmH$_2$O，故最大绝对压力为15 cmH$_2$O。

虚线右侧，当压力支持（驱动压力）上升到20 cmH$_2$O，流速和容量值显著上升。

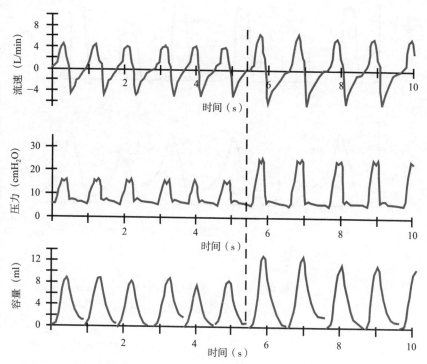

图6-10　10～20 cmH$_2$O 的压力支持通气波形，PEEP=5 cmH$_2$O

四、异 常 波 形

（一）触发灵敏度设置不当

图6-11为PSV的SIMV。A为自主呼吸。每个箭头代表一次自主呼吸。压力波形可见，患者未触发压力支持通气。这说明，对婴儿的呼吸努力来

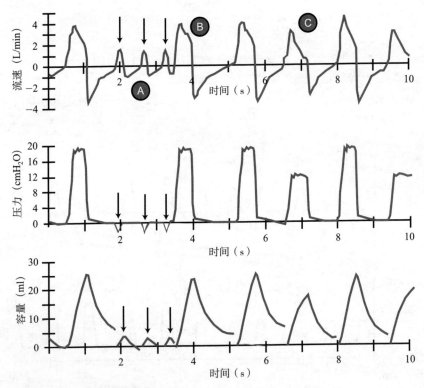

图 6-11 触发灵敏度设置不当

说，触发灵敏度设置不恰当。B表示，触发灵敏度增加后，患者触发正压通气。C表示，在触发灵敏度调节完毕所进行的压力支持通气。

（二）大容量漏气和误触发

很多原因都可导致漏气。可能是机械通气原因，如呼吸机管路漏气，患者气管导管周围漏气，或是胸腔引流管漏气等。也可能是患者自身原因，如支气管胸膜瘘。NICU和儿科重症监护室（PICU）常用无球囊气管导管，这是导致漏气的最常见情况。

对一位熟练的医生来说，少量漏气并无大碍，但大量漏气就会引起大问题。此时，呼吸机可能无法维持恰当的PEEP基线水平，而发生基线漂移，呼吸机将此认为是患者的自主呼吸努力，而给予正压通气，这种情况称为误触发。误触发导致的后果包括：气体陷闭、内源性PEEP、人机不同步、过度通气和脱机延迟。大量漏气，还可导致呼吸机无法响应患者真正的呼吸努力，进而导致患者呼吸做功增加和患者焦虑。

如图6-12所示，大容量漏气的特征包括：压力波形的PEEP水平无法维持；压力和流速波形，在正压通气前，无任何明显的触发波形迹象（如压力或流速的变化）；容量波形在呼气末未回到零点等。

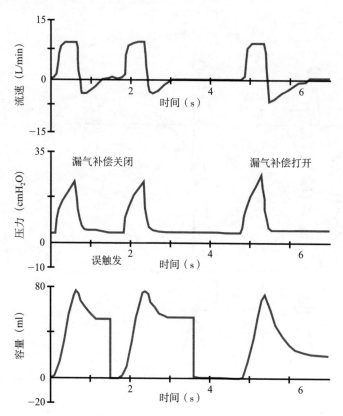

图 6-12　大量漏气和误触发

（三）压力控制的辅助通气，不同步的波形

图6-13中，A是一次正常的呼吸，人机同步。比较随后的三次呼吸：流速波形，吸气相箭头所指锯齿波，代表患者的一次吸气努力。在压力波形上也可看到了类似变化。容量波形显示了三次容量波动，第二次和第三次呼吸的容量波形显示吸入容量在增加，原因是患者的吸气努力发生在正压通气的吸气相，第四次呼吸由于在吸气相人机不同步，导致容量降低。为改善此状况，临床医师一般会缩短吸气时间或增加吸气压力。

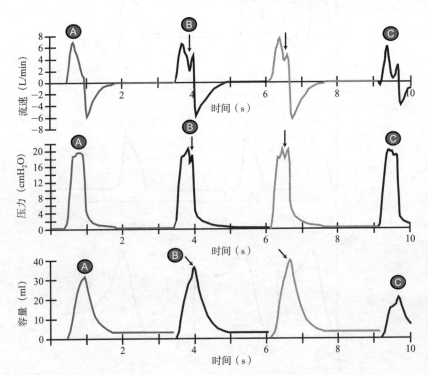

图 6-13 压力控制的辅助通气，不同步的波形

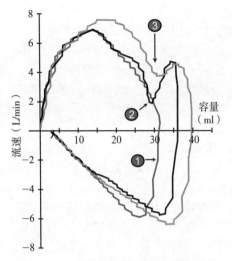

图 6-14 压力控制的辅助通气,不同步的流速容量环

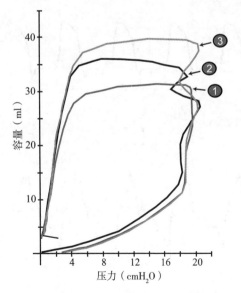

图 6-15 压力控制的辅助通气,不同步的压力容量环

（四）压力控制的辅助通气,不同步的流速容量环和压力容量环

图 6-14 和图 6-15 中的呼吸环、数字与图 6-13 的呼吸波形相对应。

图 6-14 流速容量环吸气流速波形,一般达到峰流速后,就呈现减速波（红色环）。由于人机不同步,黑色和灰色呼吸环在吸气相出现两次升降的变化。这是由于在吸气相将结束时,患者开始下一次吸气努力。

图 6-15 和图 6-14 中的呼吸环一一对应。压力容量环显示,正压通气,气体刚进入肺时,压力快速上升。患儿开始吸气努力即对呼吸环的形状造成改变。注意从 1 号环到 2 号环,以及 2 号环到 3 号环所示的容量变化。气道压力持续稳定上升到所设置的压力上限,说明呼吸机的流速设置是恰当的（红色呼吸环）。

（五）压力上升时间或流速切换值设置不当

在某些呼吸模式中，吸气相起始阶段的流速可通过调节上升时间来间接设置。所谓上升时间，就是吸气相开始时，气道压升至预设的PIP所需时间。上升时间，由临床医师设置，通常用于改善机械通气的舒适性。

快速的上升时间，可减少患者呼吸做功，减少呼吸困难的感觉，以及降低镇静药的用量。

上升时间过快或者过慢都可能是有害的。

由于一些呼吸以吸气峰流速的百分比数来切换，所以吸气流速过快，可能导致吸气相过早结束，有激活患者吸气终止反射的潜在可能，从而导致患者浅、快呼吸。

吸气流速设置过低，因流速不足而导致人机对抗，增加呼吸做功，产生不适当的平均气道压，以及为获得合适的潮气量，产生过高的气道峰压。

图6-16显示，因上升时间设置不当，所产生的不恰当流速波形。

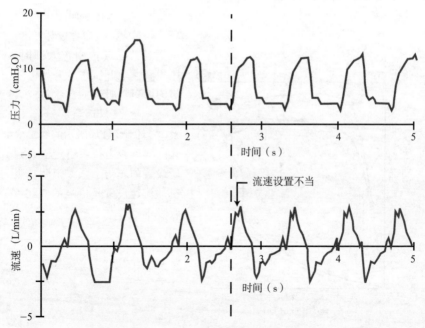

图6-16 不恰当的流速波形

（六）吸气压力过高和流速过高的波形

吸气流速过高，可能是由于上升时间设置过短引起的。图6-17压力控制的辅助通气模式，设置了最快的上升时间。压力波形吸气相刚开始就出现尖峰。一般来说，这种尖峰最好不要出现，因为这种尖峰所代表的压力和流速的突然升高，并不能给患者带来潮气量的增加。

（七）吸气压力过高的压力容量环

图6-18A显示气道压力上升，但吸气容量并没有增加，这种情况称为"鸟嘴"。

B显示，压力从29 cmH$_2$O降低到25 cmH$_2$O，曲线在峰值吸气容量时就显得较为圆滑，尽管压力降低了，但容量的改变却非常小。

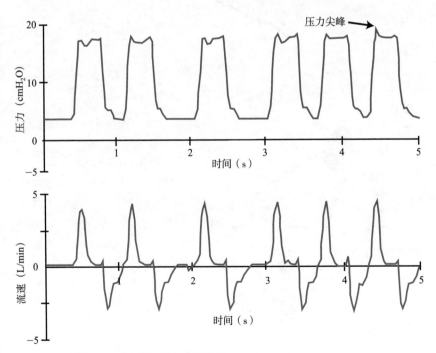

图6-17 吸气压力过高和流速过高的波形

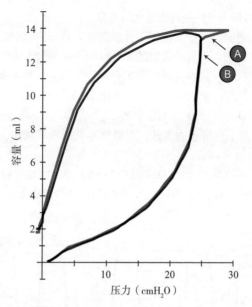

图 6-18 吸气压力过高的压力容量环（鸟嘴）

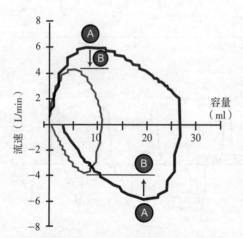

图 6-19 顺应性降低的流速容量环

（八）顺应性降低的流速容量环和压力容量环

由图 6-19 中可见，由于肺顺应性降低，导致流速和容量降低。呼吸环 A 代表肺顺应性较高的情况，潮气量为 25 ml。呼吸环 B 代表肺顺应性降低的情况，潮气量为 10 ml。图 6-20 与图 6-19 的环一一对应。B 环较 A 环变平坦了，提示顺应性降低了。

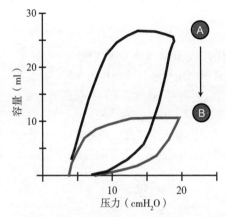

图 6-20　顺应性降低的压力容量环

（九）吸气时间过长的波形

肺损伤急性发作期，延长吸气时间是一个非常有价值的工具。它可提高平均气道压，对治疗肺膨胀不全，改善氧合状况，都非常有效。

肺恢复期和患者恢复自主呼吸时，过长的吸气时间，也会引起以下不良后果：增加二氧化碳产量，导致患者主动呼出和人机对抗，引起患者焦虑，增加氧气和能量的消耗，增加颅内压（ICP），增加颅内出血风险，并导致心血管系统状况恶化，延迟呼吸机脱机过程。

图 6-21 显示过长的吸气时间，导致主动呼出。显著特征：每次呼吸结尾处出现的尖峰。

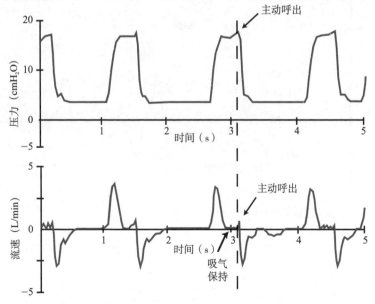

图 6-21　吸气时间过长的波形

（十）吸气流速切换的波形

压力控制通气有时间切换和流速切换两种方式。

流速切换，即选择吸气峰流速的百分比值来作为吸气相结束的标准，使人机同步更容易。确定流速切换值时，使用吸气波形作为参照，反复尝试，逐步设定到最佳值（滴定法）。流速切换的最佳值是，在保证潮气量不变的情况下，尽量减少吸气流速为零的时间和压力平台的时间。

如图6-22所示，在不出现显著的压力平台或零流速期的情况下，由吸气相切换至呼气相，吸气峰流速降至呼气峰流速波形几乎是直线。

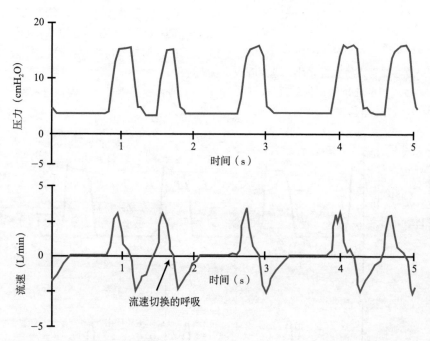

图6-22　吸气流速切换的波形

（十一）呼吸堆叠（内源性 PEEP）波形

机械通气频率过高，将导致呼吸堆叠、气体陷闭或产生内源性 PEEP。图 6-23 所示流速波形上 A 点的呼气流速，在下次吸气开始前未回到零点基线，即机械通气提前发生。

随着机械通气频率的改变（从左到右），注意每次正压机械通气都提前发生。容量波形，随着机械通气频率的上升，每次呼吸的吸气容量逐渐降低。每次新的机械通气，均堆叠在上次尚未结束的呼气相上，导致气体陷闭在肺中。

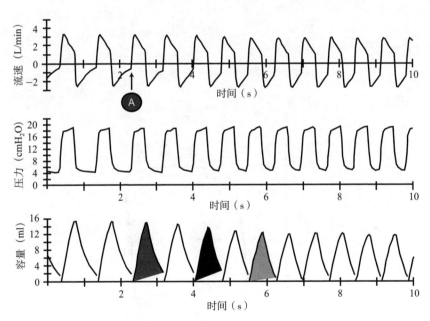

图 6-23　呼吸堆叠（内源性 PEEP）波形

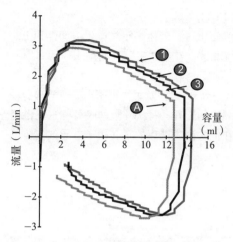

图 6-24 呼吸堆叠的流速容量环

（十二）呼吸堆叠（内源性 PEEP）流速容量环和压力容量环

图 6-24 与图 6-23 中的三个呼吸环一一对应。随着呼吸频率的增加，每个环的吸气容量在逐步降低，并在下一次正压通气开始前，曲线均未回到流速零点。

图 6-25 中的压力容量环显示，每次呼吸结束时滞留在肺内的气体容量。由于气体陷闭在肺内，导致吸气潮气量逐次减少。

另外，由于呼吸堆叠导致非常大的滞后效应。

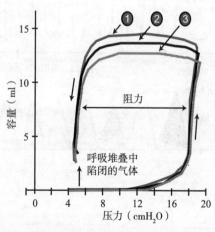

图 6-25 呼吸堆叠的压力容量环

（十三）呼气气流受阻的波形

在图6-26中，A波形是正常的呼气流速波形，在很短的时间内，即回到流速零点基线。呼气波形与吸气波形形状几乎一致。

B波形呼气峰流速明显减小，呼气时间延长。表明呼气过程存在阻力。

A、B两波形的容量曲线的形状完全不同，B波形肺容量排空需要更长的时间。呼气结束时，容量基线比A波形有所上升，提示气道阻力上升，有部分气体无法排出。由于呼吸机所设置的呼气时间较长，不存在呼吸堆叠的情况。

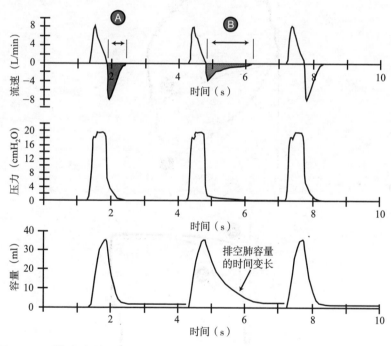

图6-26 呼气气流受阻

（十四）呼气气流受阻的流速容量环和压力容量环

图6-27所示，吸气相，A环和B环的吸气流速均正常；呼气相，B环的呼气流速明显低于A环，并且呼出的容量也较小。

图6-28所示B环比A环，显得更宽，提示阻力更大。B环加宽的部分主要在呼气相，提示呼气相阻力增加。

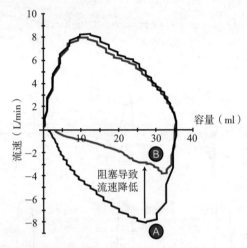

图 6-27　呼气气流受阻的流速容量环

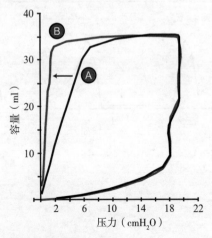

图 6-28　呼气气流受阻的压力容量环

（十五）气管插管滑入右主支气管的波形

图6-29显示，气管导管从气管插入到右主支气管过程中的波形变化。波形A代表气管导管位置正确。波形B代表气管导管已经进入右主支气管内。

容量波形，B比A气体容量明显减小。流速波形，B比A的流速也有所降低，因为是压力控制通气，压力波形没有变化。

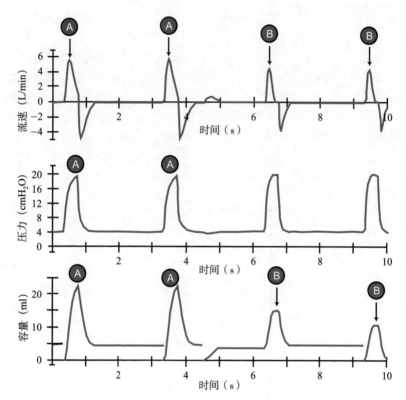

图6-29 气管插管滑入右主支气管的波形

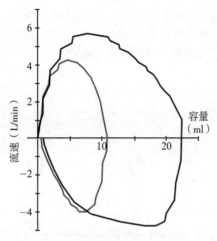

图 6-30　气管插管滑入右主支气管的流速容量环

（十六）气管插管滑入右主支气管的流速容量环和压力容量环

如图 6-30 所示，气管插管滑入右主支气管，导致容量减小、峰流速降低。红色环是典型的肺限制性病变波形。这是由于呼吸机只对一侧肺进行通气，导致顺应性下降。

如图 6-31 所示，肺顺应性的变化，导致压力和容量同时变化。压力控制通气，呼吸机调节流速以维持压力恒定。最终，呼吸系统顺应性的改变，导致容量的改变。

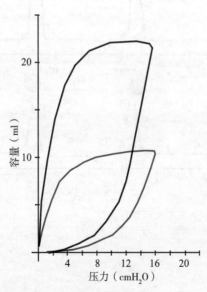

图 6-31　气管插管滑入右主支气管的压力容量环

（十七）拔管波形

图 6-32 中的 1 号波形显示，气管导管通过声门插至气管的正确位置，所产生的正常波形。当导管逐渐移出气管时，呼气量发生变化。当气管导管完全移出气管时，气体全部泄漏，此过程中，压力波形和流速波形也随之改变。

（十八）基线锯齿波

每两次正压通气间出现非正常的锯齿波（图 6-33），可能原因：吸气管路中有冷凝水产生，也可能是气管插管或者气道内有分泌物。

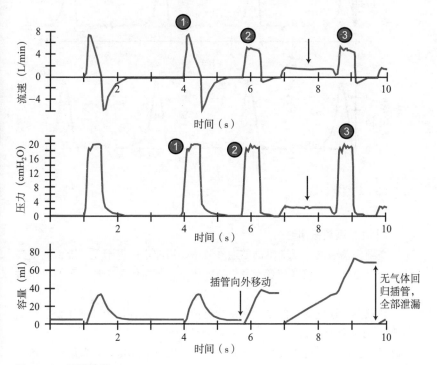

图 6-32　拔管波形

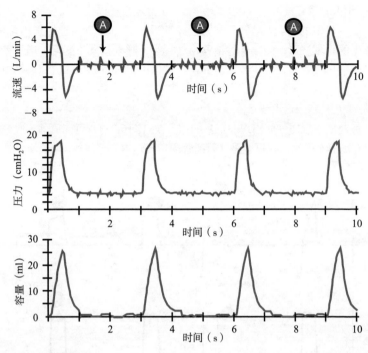

图 6-33 基线锯齿波

(十九) 高频振荡通气

高频振荡通气：以非常高的通气频率，用非常接近于无效腔量的潮气量值进行通气，无须将肺置于高气道峰压下，却能使肺保持充盈的机械通气方式。

高频振荡通气的目的是，保持接近恒定的肺泡容量和肺泡压，以避免肺部组织的牵拉损伤。

高频振荡通气的主要特征：潮气量小，吸气时间短，以及肺泡充盈至理想状态。

高频振荡通气时，影响气体交换的三个主要因素：

A.振荡频率

B.振幅

C.平均气道压

呼吸频率在此称为振荡频率，以赫兹（Hz）为单位，1 Hz = 60/min。

例如：10 Hz = 10 × 60 = 600/min。

传统机械通气，提高呼吸频率能够增加每分通气量和气体交换程度，而高频振荡通气的效果与之恰恰相反。

高频振荡通气时，活塞往复运动，在有持续恒流的呼吸管路中产生振荡波形。增加振荡频率，会导致活塞停留在吸气相的时间缩短（降低吸气时间），患者的吸气潮气量降低。高频振荡通气时，若需增加患者的气体交换程度，往往需要降低振荡频率，而不是增加振荡频率。

振荡频率控制活塞运动的时间。因此，通气频率越低，潮气量越大；频率越高，潮气量越小（图6-34）。增加振荡频率，会降低潮气量和每分通气量，并会增加患者的$PaCO_2$。

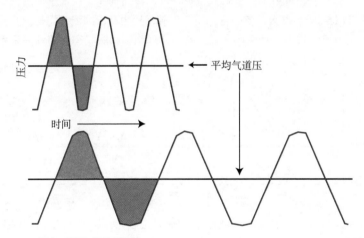

图 6-34　频率对潮气量的影响

调整振幅，会影响振荡容量，即管路中往复振荡的气体容量。

测量振幅，并不像测量PIP高于PEEP多少一样从基线开始测量，而是从波形负向最大值测至正向最大值（图6-35）。

增加振幅，能够增加振荡潮气量，直接影响通气效果。高频振荡通气时，若医生需要增加或减少二氧化碳排出量，调节振幅是首选。

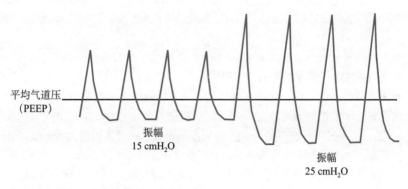

图 6-35　振幅从负向峰值测至正向峰值

　　平均气道压可用于调节肺的充盈程度，提高气体交换水平，改善氧合状况（图 6-36）。参数调节的目标是：使肺泡压力高于肺泡从塌陷到打开的临界压力值，肺泡一直保持在打开状态。理想肺膨胀状态时的肺泡是稳定的，不受过度膨胀和剪切牵拉的伤害。

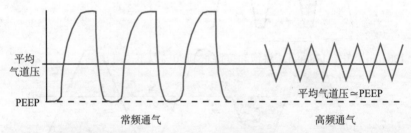

图 6-36　常频通气时，平均气道压和 PEEP 是完全不同的概念和数值，但在高频通气时，两者完全相同

附录 A
临床案例分析

新生儿临床病例 1

一位 20 周岁产妇，阴道分娩产出一个胎龄 27 周、785 g 重的婴儿。该产妇没做任何产前检查，在分娩前 3 d，出现过早破水情况。在出生后 1 min 和 5 min 时，Apgar 评分分别为 5 和 9。

随后给患儿用面罩简易呼吸囊通气。经口咽插入直径为 2.5 mm 的气管导管，并给予一剂肺表面活性剂。

该患儿随后被转运到 NICU，接呼吸机，行压力限制时间切换通气，参数设置如下：PIP 20 cmH$_2$O；呼吸频率 40/min；吸气时间 0.3 s；PEEP 5 cmH$_2$O；F$_I$O$_2$ 100%。

在给予第一剂肺表面活性剂之后 10 h，患儿出现呼吸窘迫症状：明显观察到肋骨间和胸骨上凹陷，自主呼吸频率从 48/min 上升到 88/min，脉率从 138/min 上升到 178/min，氧饱和度降低到 90% 以下，呼出潮气量从 5 ml/kg 降至 2.5 ml/kg。F$_I$O$_2$ 逐渐降至 30%，为保证血氧饱和度高于 90%，又逐渐增至 70%。

图 A-1 所示的 B 呼吸环为此时状况，A 呼吸环是第一剂肺表面活性剂给予患儿后的压力容量环。

问题：

1. 呼吸环 A 到呼吸环 B 的转变是什么原因导致的？

2. 根据呼吸环 B，当前应当采取何种措施？

答案：

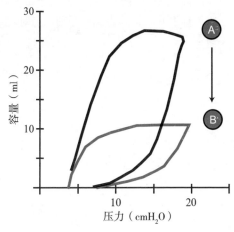

图 A–1

1.呼吸环A到呼吸环B的转换表明肺顺应性降低。注意尽管两个环的压力是一样的，都是20 cmH$_2$O，但是所达到的容量从A环的27 ml降低到B环的10 ml。更为典型的是顺应性降低导致压力容量环向右侧倾倒，漂移。

2.在当前顺应性降低的情况下，应给予另一剂肺表面活性剂，以改善肺顺应性。

新生儿临床病例2

患儿经阴道分娩产出，胎龄27周，800 g重。母亲刚从墨西哥来到美国，没有做任何产前检查和看护。该患儿在生产过程中出现发绀和窒息情况，出生后的第1分钟和第5分钟的Apgar评分分别为3和6。

在进行一段时间的面罩简易呼吸囊通气之后，该患儿在产房内即插入了2.5 mm直径的气管导管，施予肺表面活性剂后，被立即转运到NICU，行时间切换、压力限制、恒流支持的机械通气，呼吸机采用SIMV模式，呼吸频率为36 /min；PIP为13 cmH$_2$O；PEEP为4 cmH$_2$O；吸气时间为0.4 s；FiO$_2$为70%。

最初的胸部X线片显示持续呼吸窘迫综合征的表征。患儿初始动脉血气（ABG），pH为7.2，PaCO$_2$为55 mmHg，P$_{TC}$CO$_2$为45 mmHg，BE为−5 mmol/L。经皮监测PaCO$_2$为60 mmHg，氧饱和度为88%。

以后几个小时内，患儿的氧饱和度持续下降，经皮测量的二氧化碳分压持续上升，患儿表现出躁动。当时观察到如下的压力和流速波形（图A-2）：

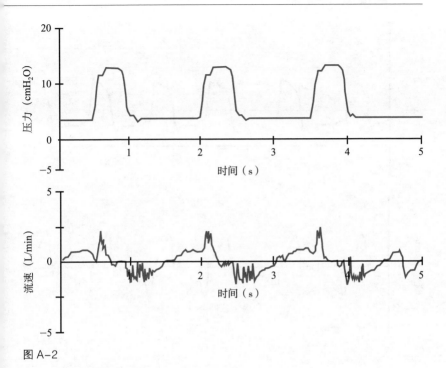

图 A-2

问题：

1.该波形说明了什么？

2.如果医生进行了一些操作，得到了图 A-3 所示的波形，那么这个医生做了哪些改变？

答案：

1.图 A-2 显示人机不同步。每次机械通气结束时，患儿均在努力进行自主呼吸。在压力波形上可见，每次吸气相结束，均有负向的压力波动。流速波形则出现多次往复的波动。

2.恒定流速的 SIMV 模式改为流速递减波的 PSV。在 PSV 模式下，患儿所有的自主呼吸努力均被支持，所有的吸气流速要求都得到满足。

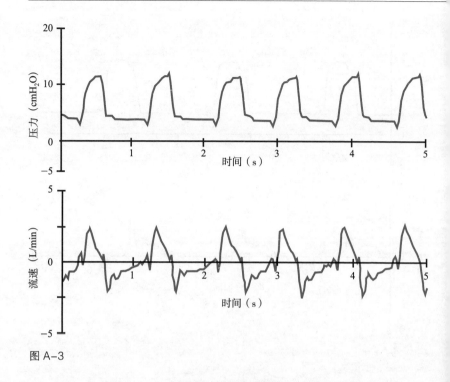

图 A-3

新生儿临床病例 3

患儿的估计胎龄为 34 周，母亲有良好的产前检查和护理，但由于出现胎盘早剥的问题，患儿被紧急产出，在分娩后的第 1 分钟和第 5 分钟的 Apgar 评分分别为 4 和 6。在经过复苏处置之后，患儿被插入 3.5 mm 直径的气管插管并转运到 NICU。

给予压力控制下的辅助控制通气，PIP 设置为 18 cmH_2O；PEEP 为 3 cmH_2O，呼吸频率为 30 /min；吸气时间为 0.5 s；FiO_2 设置为 100%。

初期胸部 X 线片可见条纹状肺浸润，从肺门呈放射状散布，叶间组织的水分是剩余的胎儿肺液。

患儿初始动脉血气，pH 为 7.3，$PaCO_2$ 是 40 mmHg，PaO_2 是 50 mmHg，BE 为 - 7 mmol/L。

第 2 天，患儿表现焦躁，心率和二氧化碳分压均有所升高，并持续产生去氧饱和化的情况。压力和流速波形图见图 A-4。

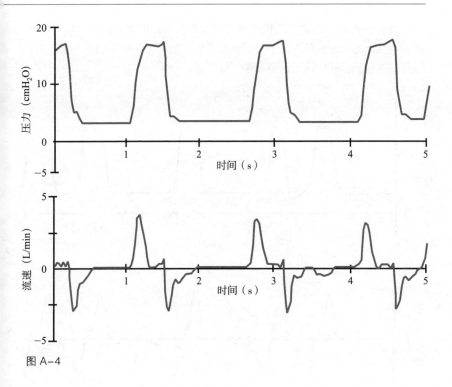

图 A-4

问题：

1.图中的波形说明了什么？

2.应该做怎样的改变来改善图中所示的情况？

答案：

1.图中波形显示，吸气时间过长，导致患者主动呼出和人机对抗。

压力波形上，每次吸气结束时出现尖峰，说明吸气时间过长，导致患者在进行强行呼出。

增加吸气时间是改善氧合的有效工具。但当肺功能逐渐恢复时，吸气时间过长会导致患者焦躁不安，增加二氧化碳产出，增加氧气和能量消耗，延迟呼吸机脱机时间，并且对心血管系统造成不利影响。

2.改善这种情况的办法是优化切换条件，改流速而不是改吸气时间。终止吸气相的流速条件，较容易使人机同步。临床医师只需调整峰值流速百分比即可。

这样可较好地去除吸气相流速为零和压力平台的部分，因为此时，患者的潮气量已经达到最大，不会再发生变化。图A-5中吸气峰流速降低并反转到呼气峰流速的曲线已近似一条直线了。

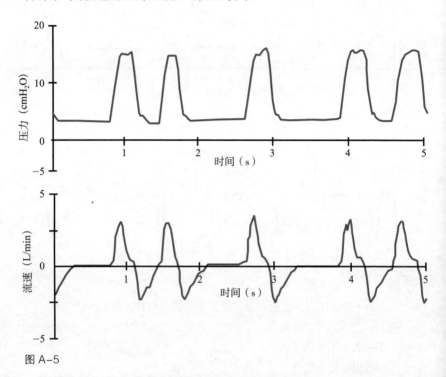

图A-5

小儿临床病例 1

患儿4个月大，早产，胎龄仅28周，曾接受为期3个月的RDS和支气管发育不良（bronchopulmonary dysplasia，BPD）的治疗。治疗完毕回家仅1个月，其母就带患儿来到急诊病房，报告患儿出现缺氧发绀，咳嗽，作呕，流大量清稀白色的鼻涕，进食不佳，以及阶段性的窒息。

患儿到达急诊病房不久，即出现窒息，随即插入4.0 mm的气管导管，转运至PICU，行压力控制下的辅助通气，压力上升时间设置较长，PIP设置为18 cmH$_2$O，PEEP设置为4 cmH$_2$O，呼吸频率为24 /min，FiO$_2$设置为40%。胸部X线片显示肺门周围浸润和右上肺叶不张。

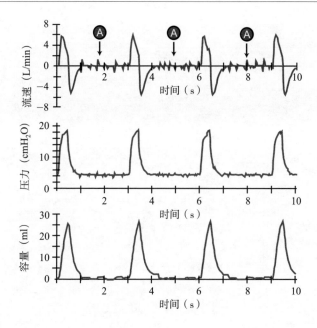

图 A-6

问题：

1.图A-6中的压力、流速和容量波形显示的是何种异常？

2.对此患者应当采取何种措施？

答案：

1.相邻两次正压通气间均出现不规则的基线扰动波形。这可能是由于呼吸机与患者之间存在部分阻塞或积水所致。

2.此患者可能需要气道吸痰。同时，要检查呼吸管路是否有冷凝水。